毎日の　　　　るだけ

免疫力UPのすごい納豆レシピ

エムディエヌコーポレーション

目次

ごはん＋納豆

米粉パン＋納豆

麺・パスタ＋納豆

おつまみ・おやつ＋納豆

レシピについて

- 納豆は1パック（40g）のものを使用しています。納豆の種類は「納豆＝糸引き納豆」「ひきわり納豆」「浜納豆」「干し納豆」などをご紹介していますが、お好みのものをご使用ください。添付の調味料を使用している場合は「タレ」「辛し」と記載しています。
- 塩は天然塩（自然塩）を使用しています。
- 計量の単位は、小さじ1は5ml、大さじ1は15mlです。
- 食材を洗う、野菜の皮をむく、ヘタや種をとるなど、基本的な下ごしらえは作り方から省いています。適宜おこなってください。
- 電子レンジやオーブンは機種によって加熱時間が異なるため、取り扱い説明書に従い調整してください。

1日1パックの納豆で医者いらず

昨今のコロナ禍において感染症のリスクを高める要因のひとつに、「免疫力の低下」が挙げられます。「免疫」は感染からの防衛をはじめ、健康の維持・増進、老化や病気の予防に働きかけます。また、免疫力がアップすることでがんの発生が抑制されることもわかってきました。

つまり、いつまでも健康でいるためには、免疫力を高く維持することが重要なのです。

本書では、健康維持のための柱である食事・運動・睡眠の3つの生活習慣のうち、食事にクローズアップして免疫力を高めるヒントをお伝えしましょう。

全身に備わる免疫機能のうち、6～7割が腸に集中しています。この免疫をつかさどる腸の働きを活発にするには腸内細菌のバランス（腸内フローラ）を整える必要があり、そのために積極的に摂り入れたいのが「発酵食品」です。発酵食品には、乳酸菌やビフィズス菌などの善玉菌を含むものや、腸内の善玉菌のエサとなる食物繊維やオリゴ糖を含むものが多くあり、腸内環境を整えるには最適です。

数ある発酵食品のなかでも、「納豆」は酵素学的にも生物学的にもとても魅力があり、私も好んで積極的に食しています。例えば、納豆のネバネバに含まれる「ナットウキナーゼ」は納豆独自の酵素成分で、脳卒中や心筋梗塞の原因となる血栓を溶かす効果が期待されています。また、納豆菌によってのみ産生されるビタミンK_2（メナキノン-7）は、骨にカルシウムを沈着させる機能をもつたんぱく質（オステオカルシン）の活性化には不可欠で、骨の形成を助けます。ビタミンを摂るために納豆を食べようと考える人は少ないでしょうが、免疫機能を健全に保つビタミンB6など、納豆はこの他にもビタミン類を多種含み、たんぱく質も豊富なため、野菜と肉のいいとこ取りをした発酵食品といえるでしょう。

ちなみに、発酵食品をつくる微生物（カビ・酵母・細菌）は互いに〝競合〟し、基本的に発酵の過程では共存しません。なかでも納豆菌は非常に強いため、他の菌は増えることができません。そこで、「納豆×発酵食品」の食べ合わせをおすすめします。

「ラクトバチルス」という植物性の乳酸菌を含むキムチは健康長寿の方によく食されている発酵食品のひとつで、このキムチと納豆の組み合わせは最強です。納豆の原料である大豆に含まれるオリゴ糖が乳酸菌のエサとなり、発酵菌のタッグで相乗効果を生み出します。世界的なプロスキーヤーで登山家の三浦雄一郎さんの父であり、１００歳にして現役のプロスキーヤーとして活躍されていた故・三浦敬三さんは、いつも納豆とキムチを豆腐の上にのせて召し上がっていました。炭水化物をほとんど含まず、たんぱく質とビタミン、繊維質が豊富で、健康維持に理想的な食べ合わせです。

このように、納豆のもつチカラを最大限に高めた食事で免疫力を上げて、長期戦になるであろう新型コロナウイルスとの闘いに負けずに、共にパンデミックを乗り切りましょう。

お茶の水健康長寿クリニック院長／白澤抗加齢医学研究所所長
医学博士　白澤卓二

おどろきの機能性成分を徹底解説！
"納豆"の栄養素を学ぶ

「納豆はカラダに良い」ことはだれもが知るところですが、納豆に含まれる成分は実際、どんな効果をもたらしているのでしょうか？知れば知るほどもっと食べたくなる、"納豆のすごさ"に迫ります。

出典：「日本食品標準成分表2015年版（七訂）」（文部科学省）
※参考例の食品の重量・分量は目安量です。

糸引き納豆1パック（45g）の栄養素は？

エネルギー源となる3大栄養素

たんぱく質 7.4g
［protein］

体重の約20％を占め、骨や筋肉、内臓など身体の組織をつくる主要成分。たんぱく質はアミノ酸で構成され、常に体内で分解と合成をくり返し、消費され続けている。

⇦牛肉
（肩ロース／赤肉）
［45g分］
（100g中16.5g含有）

身体の機能調整と維持管理の栄養素

ビタミン
［vitamins］

B6 0.11mg　B2 0.25mg

身体の機能を助け、調子を整える栄養成分。酵素を活性化させる働きがあり、新陳代謝に使われる。「脂溶性ビタミン」（4種類）と「水溶性ビタミン」（9種類）がある。

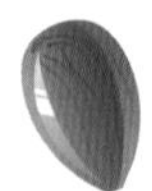

⇦【B2】アーモンド
［25粒分］（24g分）（100g中1.04mg含有）
※1粒（殻無）：1g

⇨【B6】かつお（刺身）
［1切れ分］（15g分）
（100g中0.76mg含有）
※刺身1切れ：20g

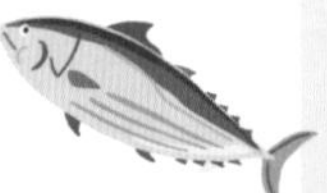

納豆に含まれる6大栄養素

健康的な生活を送るために欠かせない"6大栄養素"は、エネルギーや身体をつくり、調子を整える働きを担っています。納豆は、この重要な栄養素をバランスよく含む健康食品です。

炭水化物 [carbohydrate]

5.4g

「糖質」と「食物繊維」から成る、生命維持のエネルギー源(1gあたり4kcal)。すぐに消費する量以上に摂取した糖質は、体内で脂肪となって蓄積される。

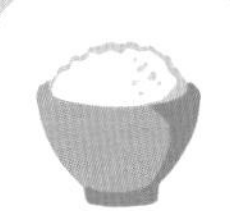

⇦ごはん(精白米)
[1/10膳分](14.5g分)
(150g中55.7g含有)
※ごはん茶碗1膳:150g

脂質 [lipid]

4.5g

身体に蓄積されている効率のよいエネルギー源(1gあたり9kcal)。「飽和脂肪酸」(常温で固体の脂)と「不飽和脂肪酸」(常温で液体の油)にわけられる。

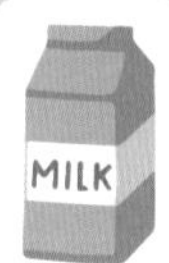

⇦牛乳(成分無調整)
[1/2杯分](119ml分)
(200ml中7.6g含有)
※コップ1杯:200ml

食物繊維 [dietary fiber]

3.0g

胃や小腸で消化されない「炭水化物」(難消化性炭水化物)の一種。消化器官の機能を活発にし、腸内環境を整え、消化・吸収を助ける。「水溶性」と「不溶性」に大別される。

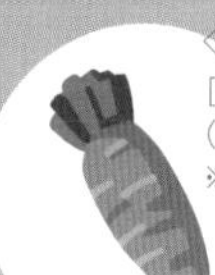

⇦にんじん
[1/2本分](108g分)
(200g中5.6mg含有)
※1本:200g

ミネラル [minerals]

セレン 7μg　カリウム 300mg

身体を構成する主要な4元素(酸素・炭素・水素・窒素)以外のものの総称(=無機質)。身体の機能維持や調整に重要な役割を担い、歯や骨などの構成成分にもなる。

⇦【カリウム】ほうれんそう
[2茎分](44g分)
(100g中690mg含有)
※1茎:20g

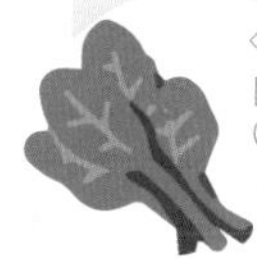

⇨【セレン】かき
[1個分](15g分)
(100g中46μg含有)
※1個(殻無):20g

納豆の栄養素がすごい!!

納豆に含まれる〝6大栄養素〟のなかでも、とりわけ注目すべき3つの栄養素について解説します。納豆パワーの源である大豆や納豆の主要成分を、それぞれくわしく見ていきましょう。

納豆は良質なたんぱく質

大豆は、人が体内で合成できない9種類のアミノ酸(必須アミノ酸)の含有量が豚肉(ヒレ)と近いことから、「畑の肉」と呼ばれています。この栄養価の高い大豆の有用な成分を納豆菌が効率よく分解し、消化吸収しやすくするため、納豆からは良質なたんぱく質を多く摂ることができます。

大豆にバランスよく含まれる 必須アミノ酸 とは

生命維持に必要なたんぱく質は、アミノ酸の結合体です。自然界に存在する500種類ほどのアミノ酸のうち、たんぱく質を構成しているのはわず

納豆はビタミンの宝庫

13種類あるビタミンのうち、納豆にはビタミンC、B_{12}、D以外のすべてが含まれています。「脂溶性」のビタミンA、D、E、Kは、油で調理すると吸収率が高まります。ただし、体内に貯蔵されるため摂り過ぎにはご注意を。「水溶性」のビタミンB群(B_1・B_2・B_6・B_{12}・パントテン酸・葉酸・ナイアシン・ビオチン)とビタミンCは水に溶けやすく、尿として排出されるため毎日摂りましょう。納豆は特に、「疲労回復ビタミン」と呼ばれるビタミンB群、なかでも糖質がエネルギーになるのを助けるビタミンB_1、B_2を豊富に含んでいます。

納豆はミネラルも豊富

ミネラルは、ビタミンと同じ働きをします。カルシウムなどの「多量ミネラル」と、鉄や亜鉛などの「微量ミネラル」、計13種類が「必須ミネラル」とされています。大豆は、ヨウ素以外のすべてのミネラルを含みます。

豆類のなかでもダントツに豊富 大豆のミネラル とは

【カルシウム】骨や歯を健康に保ち、骨粗しょう症を予防。神経伝達物質の働きも助け、ストレスによるイライラや血行不良を解消してくれます。

【マグネシウム】皮膚細胞の新陳代謝

か20種類で、このうち9種類の「必須アミノ酸」は食べ物から摂る必要があります。食品のたんぱく質が〝良質〟かどうかは、「アミノ酸スコア」ではかることができます。

「アミノ酸スコア」が高い食品（一例）

SCORE 100	大豆	鶏卵
	牛乳	まぐろ
	ヨーグルト	あじ
	牛肉（脂身無）	さけ
	豚肉（脂身無）	さんま
	鶏肉（皮無）	いわし
SCORE 80〜99	みそ	ソーセージ
	さつまいも	あさり

参考：FAO/WHO/NNU, 1985を元に作成
※スコアが低くても、不足しているアミノ酸を含む食品で補うことができます。

納豆のネバネバ成分 ポリグルタミン酸とは

アミノ酸の一種でうまみ物質でもある「グルタミン酸」が鎖のようにつながってできている「ポリグルタミン酸」は、ミネラルの吸収を促進してくれます。

代謝と成長を促す ビタミンB2とは

3大栄養素や人の成長に必要なエネルギーの代謝にかかわり、皮ふや各器官の粘膜を正常に保つ働きがあります。別名「発育のビタミン」、「美容のビタミン」とも呼ばれています。

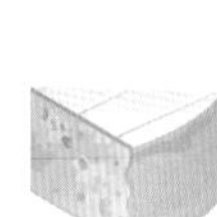

ホルモンバランスを整える ビタミンB6とは

たんぱく質を分解・アミノ酸を合成する際の酵素の働きを助けるほか、動脈硬化を予防します。また、精神状態やホルモンのバランスを整える働きもあります。

止血効果&骨粗しょう症予防 ビタミンKとは

血液の凝固反応の促進や抑制にかかわる「止血のビタミン」。また、骨にカルシウムを沈着させる働きがあり、骨粗しょう症の予防効果もあります。主に葉菜類に多く含まれます。

を促進、神経の興奮を鎮めるほか、抗菌・殺菌作用を発揮。カルシウムの吸収も助けます。

【亜鉛】コレステロールの沈着、動脈硬化を防ぎます。細胞を再生する酵素やインスリンの働きを助け、免疫の活性化にもかかわります。

細胞を活性化&新陳代謝を促進 カリウムとは

細胞の内側にあるカリウムと外側のナトリウムがバランスをとりながら、皮膚細胞の再生を促進。カリウムの摂取によって、血圧低下や脳卒中を予防し、骨密度が増加します。

抗酸化作用&免疫力をアップ セレンとは

ビタミンEの40倍もの抗酸化作用があり、細胞膜の酸化を抑えます。体内の重金属を排出する働きによって病気のリスクを減らし、栄養吸収率や免疫力もアップさせます。

※［数値意外の表示］について
- ［－］は未測定であること
- ［0］は食品成分表の最小記載量の1/10未満又は検出されなかったこと
- ［Tr］（Traceの略で「微量」を意味する）は最小記載量の1/10以上含まれているが、5/10未満であること

をそれぞれ示しています（［0］と［Tr］は一部、推定値としての表示の場合もあり）。

※「アミノ酸組成によるたんぱく質」、「脂肪酸のトリアシルグリセロール当量」および「利用可能炭水化物（単糖当量）」については、『アミノ酸成分表2015年版』、『脂肪酸成分表2015年版』または『炭水化物成分表2015年版』に収載していない食品は［－］と表示しています。

※ これらの組成を諸外国の食品成分表の収載値や原材料配合割合レシピ等を基に推計した場合には、( )を付けて数値を示しています。なお、穀類、果実類およびきのこ類の一部では、類似食品の収載値から推計や計算により求めた成分について、( )を付けて数値を示しています。

にんじん（根・皮つき）	ほうれんそう（葉）	かつお（生）	さんま（生）	くろまぐろ／赤身（生）	かき（養殖）	牛肉／肩ロース（脂身つき／生）	牛肉／肝臓（生）	豚肉／ヒレ（赤肉／生）	鶏肉／もも（皮なし／生）	鶏卵／全卵	牛乳（普通）	ヨーグルト（全脂無糖）
39	20	165	318	125	70	411	132	130	127	608	67	62
0.7	2.2	25	18.1	26.4	6.9	13.8	19.6	22.2	19	49.1	3.3	3.6
0.2	0.4	6.2	25.6	1.4	2.2	37.4	3.7	3.7	5	42	3.8	3
9.3	3.1	0.2	0.1	0.1	4.9	0.2	3.7	0.3	0	0.2	4.8	4.9
0.5	1.6	20	16	21.8	4.8	(11.8)	17	18.1	16	(42.3)	2.9	3.2
120	320	3000	2500	3500	860	(2100)	2600	3300	2900	(6300)	690	730
30	88	880	760	950	260	(540)	880	840	750	(3600)	170	170
610	1900	23000	19000	25000	5600	(14000)	20000	21000	19000	(49000)	3300	3700
2.8	2.8	(0)	(0)	(0)	(0)	(0)	(0)	(0)	(0)	(0)	(0)	(0)
28	16	38	140	49	460	42	55	56	69	490	41	48
300	690	380	200	380	190	210	300	430	320	560	150	170
28	49	8	28	5	84	3	5	3	5	210	110	120
10	69	38	28	45	65	14	17	27	24	35	10	12
26	47	260	180	270	100	120	330	230	190	700	93	100
0.2	2	1.9	1.4	1.1	2.1	0.7	4	0.9	0.6	3	0	Tr
0.2	0.7	0.9	0.8	0.4	14.5	4.6	3.8	2.2	1.8	2	0.4	0.4
0.05	0.11	0.1	0.12	0.04	1.04	0.06	5.3	0.07	0.04	0.15	0.01	0.01
0.12	0.32	0.01	0.02	0.01	0.39	0.01	-	0.01	0.01	0.08	Tr	Tr
-	3	100	32	110	46	-	50	21	19	-	3	3
-	2	Tr	2	0	3	-	Tr	1	0	-	0	0
-	5	Tr	1	0	4	-	94	1	2	-	4	4
17	270	(0)	1	Tr	0	8	1	3	23	56	2	1
0.07	0.11	0.1	0.01	0.1	0.07	0.06	0.22	1.32	0.12	0.29	0.04	0.04
0.06	0.2	0.16	0.28	0.05	0.14	0.17	3	0.25	0.19	1.24	0.15	0.14
0.8	0.6	18	7.4	14.2	1.5	3.2	13.5	6.9	5.5	0.2	0.1	0.1
0.1	0.14	0.76	0.54	0.85	0.07	0.18	0.89	0.54	0.31	0.21	0.03	0.04
21	210	4	15	8	39	6	1000	1	10	180	5	11
0.37	0.2	0.61	0.74	0.41	0.54	0.9	6.4	0.93	1.06	0.13	0.55	0.49
-	2.9	5.7	7.4	1.9	4.8	-	76.1	3	3.6	-	1.8	2.5

出典：「日本食品標準成分表2015年版（七訂）」（文部科学省）

データで比較する納豆パワー

納豆のすごさは、食品成分の数値からも読みとることができます。納豆の主要成分を、本解説に登場するその他の食品と比べてみましょう。

※ 納豆に含まれない（または表示基準以下で微量の、未測定の）成分については、本表には表示しておりません（例：ビタミンの場合、「ビタミンD」「ビタミンB_{12}」「ビタミンC」は表示なし）。

可食部100gあたり 食品成分	単位	糸引き納豆	ひきわり納豆	五斗納豆	寺納豆	黄大豆（全粒／ゆで）	精白米／うるち米（水稲めし）	玄米（水稲めし）	米みそ／淡色辛みそ	アーモンド（乾）
エネルギー	kcal	200	194	227	271	176	168	165	192	587
たんぱく質	g	16.5	16.6	15.3	18.6	14.8	2.5	2.8	12.5	19.6
脂質	g	10	10	8.1	8.1	9.8	0.3	1	6	51.8
炭水化物	g	12.1	10.5	24	31.5	8.4	37.1	35.6	21.9	20.9
アミノ酸組成によるたんぱく質	g	14.2	14.8	-	-	13.8	2	2.4	10.8	18.3
グルタミン酸	mg	3200	3600	-	-	3000	410	470	2200	5400
セリン	mg	720	730	-	-	830	130	140	620	800
アミノ酸合計	mg	16000	17000	-	-	16000	2300	2700	13000	21000
食物繊維総量	g	6.7	5.9	4.9	7.6	8.5	1.5	1.4	4.9	10.1
ナトリウム	mg	2	2	2300	5600	1	1	1	4900	1
カリウム	mg	660	700	430	1000	530	29	95	380	760
カルシウム	mg	90	59	49	110	79	3	7	100	250
マグネシウム	mg	100	88	61	140	100	7	49	75	290
リン	mg	190	250	190	330	190	34	130	170	460
鉄	mg	3.3	2.6	2.2	5.9	2.2	0.1	0.6	4	3.6
亜鉛	mg	1.9	1.3	1.1	3.8	1.9	0.6	0.8	1.1	3.6
銅	mg	0.61	0.43	0.31	0.8	0.23	0.1	0.12	0.39	1.17
マンガン	mg	-	1	0.75	1.7	1.01	0.35	1.04	-	2.45
セレン	μg	16	-	8	14	2	1	1	9	-
クロム	μg	1	-	2	2	Tr	0	0	2	-
モリブデン	μg	290	-	75	110	77	30	34	57	-
ビタミンK	μg	600	930	590	190	7	(0)	(0)	11	0
ビタミンB_1	mg	0.07	0.14	0.08	0.04	0.17	0.02	0.16	0.03	0.2
ビタミンB_2	mg	0.56	0.36	0.35	0.35	0.08	0.01	0.02	0.1	1.06
ナイアシン	mg	1.1	0.9	1.1	4.1	0.4	0.2	2.9	1.5	3.6
ビタミンB_6	mg	0.24	0.29	0.19	0.17	0.1	0.02	0.21	0.11	0.09
葉酸	μg	120	110	110	39	41	3	10	68	65
パントテン酸	mg	3.6	4.28	2.9	0.81	0.26	0.25	0.65	Tr	0.49
ビオチン	μg	18.2	-	14.7	19.1	9.8	0.5	2.5	11.9	-

原材料もすごい！

大豆のチカラを解明!!

「大いなる豆」と名付けられた大豆の底力なくして、納豆のすごさは語れません。さまざまな食品に加工され、多様な栄養成分が凝縮されている大豆にクローズアップします。

大豆の機能性成分

たんぱく質とあわせて注目したい、大豆に期待される主な健康効果はこちらの7つ。大豆食品を毎日摂取するよう心がけましょう。

コレステロール低下に
大豆レシチン

脂質の代謝を活性化する／高脂血症を改善する／動脈硬化を予防する／肝臓を再生・向上させて善玉コレステロールを増やす／エネルギーの代謝効率が良くなり、血糖値の低下やダイエットに効果がある／脂肪の代謝を促して肝臓内の脂肪蓄積を防ぎ、脂肪肝や肝硬変を予防・改善する／脳細胞の働きをサポートする

美しさと若々しさをサポート
大豆イソフラボン

「美肌ホルモン」（エストロゲン）の働きを補う／肌の弾力を保つコラーゲンをつくる／更年期の不調を改善・予防する／強い抗酸化作用によって活性酸素の働きを抑制する／動脈硬化や老化を防ぐ／免疫力を高める／細胞膜の酸化や細胞の損傷を防いでがんを予防する／骨粗しょう症を予防する

コレステロールの排泄を促進
グリシニン

細胞を新生し造血には不可欠
葉酸

身体の酸化を防ぐ
大豆サポニン

過酸化脂質※の生成を抑制して肝機能障害を改善する／脂肪の吸収・蓄積を抑制して代謝を促進し、肥満を予防する／血栓を防いで血流を良くし、冷え症を改善する／ナチュラルキラー細胞を活性化し、免疫力を高め強化する／抗酸化作用によって悪玉コレステロールの蓄積を抑える／動脈硬化・心筋梗塞・脳梗塞を予防する

※活性酸素によって脂質が酸化したもの

血圧降下や動脈硬化予防に
大豆たんぱく質

血中コレステロールを下げて血管をしなやかにし、動脈硬化を予防する／血糖の取り込みを促して筋力を維持する／満腹中枢を刺激して食欲を調節する／糖尿病や心血管疾患のリスクを減少させる

美の土台をつくるビタミン
ビオチン

皮膚や粘膜、髪の毛の健康維持を助ける／アトピー性皮膚炎を改善する

大豆イソフラボン

女性ホルモンと分子構造が似ていることから「植物性エストロゲン」と呼ばれ、女性ホルモンの分泌が低下すると、エストロゲンの代わりに作用します。大豆イソフラボンは、腸内細菌の作用や大豆加工食品の発酵過程において、体内に吸収されやすい形に変化します。大豆の種類や食品の製造法によって含有量が異なります。

大豆レシチン

「リン脂質」という脂質の一種で、「大豆レシチン」と「卵黄レシチン」に大別されます。大豆レシチンは血液中に長く留まり、動脈硬化や脳卒中を予防します。また、「脳の栄養素」とも呼ばれ、人の脳内に存在するレシチンが脳細胞の働きをサポート。脳細胞の破壊を最小限に抑えて記憶力を維持し、アルツハイマー病や認知症を予防するといわれています。

大豆サポニン

大豆に含まれる発泡成分（アク＝苦味・渋み・えぐみなどの主成分）。植物の根・葉・茎に多く含まれる栄養成分で、主に活性酸素の増加を抑制します。サポニンの含有量が多い食材には、大豆やごぼう、高麗人参などがあり、種類によってその安全性は異なりますが、大豆サポニンは安心して摂り入れられます。1日100mgを目安に摂るといいでしょう。

大豆たんぱく質

「大豆たんぱく質」は、植物性たんぱく質のなかで唯一、動物性たんぱく質に匹敵するアミノ酸スコア（P.9参照）を誇ります。また、食物繊維が豊富な野菜などがたんぱく質を消化しにくいなかで、大豆加工食品の消化吸収率は納豆で91%、豆腐で95%と、大豆が加工されると大豆たんぱく質を効率よく摂取できるようになります。

ビオチン

腸内で合成されるビタミンB群の一種（旧称：ビタミンH・B_7）。3大栄養素の代謝にかかわり、酵素の働きを助けます。生の卵白を大量に摂ると、ビオチンが吸収されにくくなります。

葉酸

細胞の新生にかかわる妊娠中に必須の栄養素。「造血のビタミン」ともいわれ、赤血球の生成を促します。ビタミンB群の一種で、ビタミンB_{12}・Cとともに摂取すると葉酸の働きが強化されます。

グリシニン

大豆たんぱく質の約半分を占める成分。コレステロールや中性脂肪の血中濃度を下げ、血圧の正常化、肥満予防、高血圧・動脈硬化の予防などに効果があるとして注目されています。

大豆がさらに進化?!

納豆菌でパワーアップ!!

〝納豆菌〟は大豆の栄養素はそのままに、納豆特有の優れた成分を新たにつくり出して、さらに健康効果を高めます。「納豆がすごい」理由は、納豆菌の働きにあり！

納豆の機能性成分

納豆菌は、もともと大豆に含まれる成分を増やし、新たな成分も生み出します。納豆はまさに、大豆の進化系ともいえるでしょう。

脂質の代謝がスムーズに
ビタミンB_2

3大栄養素の代謝やたんぱく質の合成をサポートして細胞の再生・新生・成長を促す／脂肪をスムーズに燃やす／脂肪を分解して動脈硬化や糖尿病などの合併症を防ぐ／細胞の炎症を抑えて粘膜を保護し、皮ふや粘膜の健康を維持する

健やかな骨を保つ
ビタミンK

カルシウムを骨に吸着させて骨格を形成し、骨を強くする／カルシウムの流出を抑えて骨密度を維持し、骨粗しょう症を予防する／血液凝固作用があるたんぱく質の生成を助けて止血作用に働きかける／胃粘膜にできる潰瘍の出血を抑制する／動脈の石灰化を抑える

抗老化作用をUP
ポリアミン

老化による病気や疾病のリスクを下げる／細胞の生まれ変わりを促して新陳代謝を活性化する／細胞を元気にするため、アンチエイジング効果がある／コラーゲンの産生を高めて肌の透明感をアップさせ、ターンオーバーを正常化させる／血管壁の炎症を抑制して血管をしなやかにし、動脈硬化の進行を抑制する

基礎代謝をUP
大豆ペプチド

基礎代謝やカロリー消費を増やして体脂肪の燃焼を促す／脳神経を保護し、脳機能を改善して認知機能の低下を抑制、情報処理効率を保つ／やる気や集中力に良い影響を与える／運動で消費するアミノ酸を補給して疲労を回復・軽減させる／皮ふの粘弾性が改善し、うるおいや弾力を与える

細胞と組織の健康を維持
パントテン酸

糖や脂質の代謝にかかわる／血中の善玉コレステロールを増やして動脈硬化を予防する／ホルモンや免疫抗体の合成にかかわり、皮ふや粘膜、髪の健康を保つ／抵抗力がついてストレスがやわらぐ

スムーズに動けるように
コンドロイチン硫酸

軟骨を修復・再生して関節痛や腰痛を改善・予防する／肌にうるおいやハリ・ツヤを与える／血中コレステロールや過酸化脂質を除去して動脈硬化や高血圧を予防、腎疾患を改善する／目の健康を助ける

ビタミンB_2

エネルギー代謝や細胞の再生にかかわる「発育のビタミン」。納豆菌がビタミンB_2を合成して大豆の2倍以上に増加させるため、大豆加工食品の中でも、納豆だけに豊富に含まれます。また、納豆の薬味には、小口切りにしたネギがおすすめ。ネギのにおいや辛み成分である硫化アリルがビタミンB_2の吸収を促進し、疲労回復などの効果が期待できます。

ビタミンK

納豆菌によって大豆の30倍以上に増加します。「ビタミンK_1」(フィロキノン)は緑黄色野菜や海藻類、緑茶に含まれ、「ビタミンK_2」(メナキノン)は腸内細菌によってつくられます。「止血のビタミン」とも呼ばれ、特にK_2は骨を丈夫に保つためには欠かせません。必要な摂取目安量は、納豆1日1パック(約45g)です。

ポリアミン

アミノ酸によって体内で合成される、細胞分裂や増殖、再生などに必須の成分で、不足すると老化が進むとも。人間の体内に20種類以上存在するポリアミンには、細胞の新陳代謝などにかかわるものや、細胞が生まれ変わるための酵素を活性化するものなどがあります。特に大豆発酵食品(納豆・しょうゆ・みそ)に多く含まれ、発酵によって含有量が増加します。

大豆ペプチド

納豆菌が大豆たんぱく質を分解することでつくられる成分で、腸管内でたんぱく質よりも早く吸収されます。成長ホルモンが多く分泌されるタイミング(疲労時や就寝から約30分後)で補給され、運動による筋肉の損傷をすばやく修復、筋肉を効果的に増強します。また、運動後の疲労を軽減し、脳の機能を向上させる効果も。

パントテン酸

「ビタミンB_5」ともいわれ、3大栄養素の代謝とエネルギー産生をサポートし、全身の細胞や組織維持のために働きます。さまざまな食品に含まれていることから、「至るところに存在する酸」と名付けられています。

コンドロイチン硫酸

細胞のまわりで水分を蓄える「ムコ多糖」の一種。軟骨の主成分で、主に関節軟骨に多く含まれています。軟骨の摩耗を防ぐにはコンドロイチン硫酸が不可欠で、似た効果があるグルコサミンといっしょに摂取すると、相乗効果が期待できます。

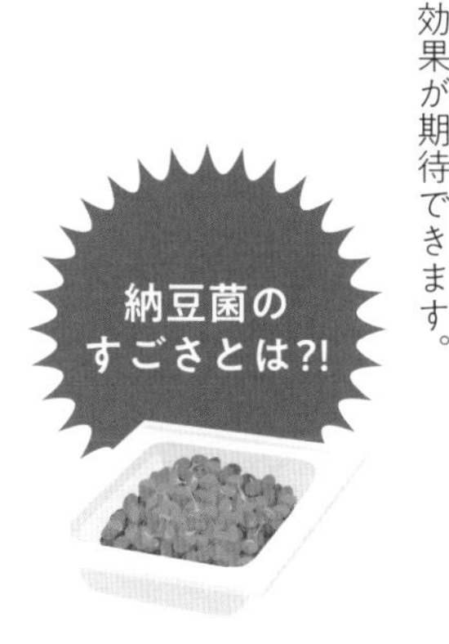

納豆菌のチカラ

〝納豆菌〟は栄養満点の大豆を発酵させ、新たな健康成分を生み出す＆増やす優れものです。

腸内環境を整える〝納豆菌〟

過酷な環境に耐えられる〝納豆菌〟は、「自然界でもっとも安定した菌種」といわれています。蒸した大豆に納豆菌を加えて40℃前後で発酵させると、大豆を栄養にして繁殖し、ネバネバやにおい、味をつくり出して納豆になります。納豆菌は生きたまま腸に達して増殖し、ビタミンや酵素を生成します。酵素は善玉菌のエサをつくり出し、善玉菌が増えて腸内環境が整うと、便通改善や免疫力向上、美肌作用やうつ予防などの効果を発揮します。

納豆菌の強さ

- ±100℃でも死滅せず、加熱にも冷凍にも強い
- 乾燥や天日に強く、真空状態でも生き残る
- 胃酸などの酸やアルカリに強い

「大豆×納豆菌」によって生み出されるカラダに良い成分と健康効果

血液中の血栓を防ぐ・溶かす

ナットウキナーゼ

大豆には含まれない納豆特有の酵素

「煮大豆×納豆菌」の発酵で生成されます。275個のアミノ酸から成るたんぱく質分解酵素で、納豆のネバネバ成分（ポリグルタミン酸）に含まれ、70℃以上で死滅します。血栓溶解効果の持続時間が長く、4時間後にピークに達し、6～8時間持続するといわれています（治療薬は2～3分程度）。血液は就寝中に固まりやすいため、夕食時に人肌くらいに冷ましたごはんに納豆をかけて食べると、血液サラサラ効果が期待できます。

［血栓溶解］
血栓ができるのを防ぐほか、納豆にだけ血栓を溶かす強い作用がある。

［血流改善・血圧降下作用］
血流が良くなり、血圧を下げ、脳梗塞や心筋梗塞を予防する。

［認知症予防］
脳が活性化し、アルツハイマー病の予防・改善が期待されている。

女性ホルモンに似た働きをする

大豆イソフラボンアグリコン

1食分の含有量では「納豆」がダントツ！

大豆イソフラボンはそのままでは吸収されにくく、糖がはずれた構造（＝アグリコン）に変換されると腸からの吸収効率がより高まります。発酵のチカラが作用している納豆の場合、食べる段階でアグリコンが含まれています。

[抗酸化＆抗老化作用]
抗酸化作用によって、肌のハリや弾力を維持してシワを改善、保湿力をアップする。

[更年期症状緩和]
ホルモンバランスを整え、更年期症状を改善する。

体内でビタミンK_2に変換される

メナキノン-7

糸引き＆ひきわり納豆だけに含まれる

ビタミンK_2（メナキノン）のうち食品中の含有量が多いのが、納豆菌によってつくられる「メナキノン-7」です。メナキノン-7は、カルシウムが骨になるのを助け、ビタミンD_3をいっしょに摂ると骨密度を増やすといわれます。

[骨粗しょう症予防]
血液中のカルシウムを骨に運び、骨を強くする作用がある。

血栓症や心筋梗塞患者が服用する「ワルファリン」は、ビタミンK_2の作用（血液凝固・止血）を妨げて血液を固まりにくくするため、ビタミンK_2を多く含む納豆を摂取すると、拮抗作用によって薬の効果が低下してしまいます。医師の指示に必ず従ってください。

胃粘膜を保護・修復する

ムチン

酸に弱いナットウキナーゼを胃液中で保護する

納豆菌によって多量に産生される、たんぱく質と多糖類が結合した粘性物質です。胃壁などの粘膜を保護、炎症を抑制・修復して、胃腸を強化。消化・吸収・排泄を促すほか、血糖値やコレステロール値を低下させます。

[粘膜保護・修復]
[糖尿病・肥満予防]

病原菌の増殖を抑える

ジコピリン酸

強力な抗菌作用と抗ウイルス作用を発揮

納豆菌の発酵で生成される抗菌成分で、納豆のネバネバに含まれます。納豆菌の胞子の活性を保護、細菌やウイルスの働きを抑制するほか、悪玉菌を減少させてがん細胞を自滅させるため、がん予防も期待されます。

[抗菌作用] [がん予防]
[細菌・ウイルス抑制]

発酵食品で菌活を！

〝発酵力〟で免疫力がつく!!

発酵食品には「整腸作用」があるため、免疫力を高めてくれます。〝発酵のチカラ〟で腸内環境を整えて、健康的なカラダを維持しましょう。

〝発酵〟とは？

発酵に適した気候に恵まれた日本では、奈良時代から発酵食品が食されてきました。〝発酵〟とは、微生物や酵素の働きによって物質が分解され、人間にとって有用な成分に変化することです。発酵を促す微生物のひとつ、「カビ」はしょうゆやみそづくりに使われる麹菌などで、「酵母」はアルコールをつくるときに欠かせない菌。「細菌」はカビや酵母よりも小さな微生物で、納豆菌などがあります。人間にとって有益なもの、おいしいものとなったら「発酵」、その反対は「腐敗」となります。

発酵食品のすごさとは？

「発酵食品」とは、もとの食材にはない有効成分やうまみが加わり、栄養価や保存性が高くなったもので、独特の味と匂いがつくのも特徴です。また、発酵食品に含まれる食物酵素が体内での消化を助けるため、消化効率が良くなります。発酵食品には主に、次の5つのチカラがあります。

- 栄養の吸収率・栄養価を高める
- 微生物の作用で新たな栄養成分が生まれる
- 食品のうまみや香りを引き出す
- 食品の保存性を高める
- 腸内環境を整える（整腸作用）

発酵食品で〝菌活〟を!!

身体に良い働きをする菌を食事から積極的に摂取し、体内の善玉菌を増やして腸内環境を整えることを〝菌活〟と呼びます。菌が腸内で活動できるのは3～4日といわれているため、さまざまな菌を取り入れられるよう複数の発酵食品を組み合わせ、毎日続けて食べましょう。ただし、発酵食品には塩分やうまみの強いものが多いため、食べ過ぎにはご注意を。腸内環境が整うと代謝や免疫力が高まり、健康的なカラダを維持できます。また、便通の改善や美肌効果、アンチエイジング効果も期待できます。

発酵にかかわる3大微生物と主な発酵食品

日本に古くからあるものや、日本で食されるようになった世界の発酵食品の
代表格をご紹介します。健康効果はこちら。

カビ

[カツオブシカビ]
鰹節
[ベニコウジカビ]
豆腐よう

酵母

[酵母菌]
発酵パン
ビール
ワイン
ウイスキー
いか塩辛

細菌

[納豆菌]
納豆
[乳酸菌]
ヨーグルト
発酵バター

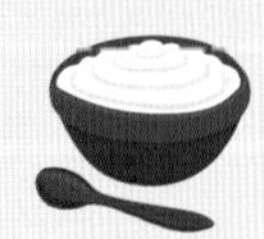

カビ×酵母×細菌

[麹菌・酵母菌・乳酸菌]
しょうゆ・みそ・酢・みりん・清酒・焼酎・泡盛・老酒・キムチ・漬物
[青カビ・酵母菌・乳酸菌] ロックホールチーズ
[白カビ・酵母菌・乳酸菌] カマンベールチーズ

世界の発酵食品

ヨーロッパ	ピクルス（酢漬け）・アンチョビ（イワシの塩漬け）
イタリア	サラミソーセージ
ドイツ	ザワークラウト（千切りキャベツの塩漬け）
中国	メンマ・ザーサイ
フィリピン	ナタデココ＝ナタ菌（酢酸菌）
タイ	ナンプラー（魚醤）
インドネシア	テンペ（大豆発酵食品）＝テンペ菌（カビ）

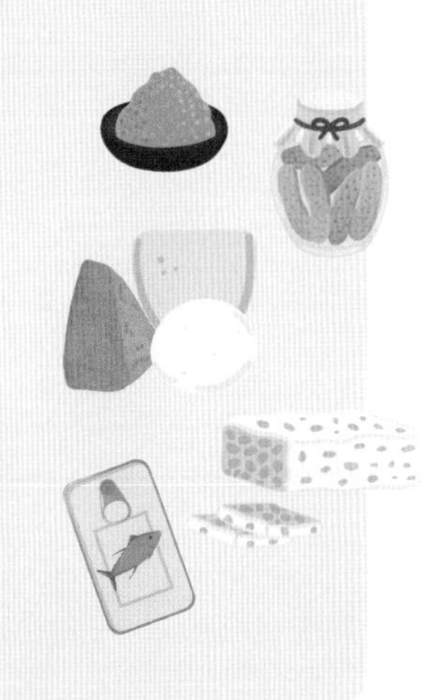

発酵食品と腸の健康が免疫力を高めるカギ

「老化は腸から」といわれるように、健康維持には腸内環境を整えることが大切です。腸管には全身の免疫細胞の60％以上が集中し、有害なものを排除するとともに、免疫力をコントロールする役割を腸が担っています。腸の健康状態は、腸内細菌（腸内フローラ）のバランスで決まります。納豆菌には、腸内の悪玉菌を減らし、腐敗菌の増加を抑制する働きがあります。また、納豆菌が腸内で善玉菌として働き、他の善玉菌の増殖を促してくれます。納豆は、数ある発酵食品の中でも一層、腸を活性化させるのです。納豆を食べて腸の健康を保つ〝納豆菌活〟で、免疫力を高めましょう。

納豆は家計にやさしいコスパ食材

納豆のお話をいただいたのは3月の初め、コロナが世界中で猛威をふるい始めたころでした。そして撮影も終わり、蝉の声がようやく聞こえ始めた7月になっても、未だコロナの終息は見えておりません。

そんな中で「すごい納豆」は作成され、私の自粛生活は寝ても覚めても納豆！　我が家のキッチンは納豆菌に包まれた日々だったことと思います。

納豆は日本の伝統的な発酵食品で栄養価が高く栄養バランスにもすぐれ、手軽に食べられ何よりコスパが良い食材で知られております。その小さなお豆のパワーは素晴らしく、白澤先生が「納豆を食べていれば薬要らずだね」と仰るのも頷けます。

また納豆は他の食材との相性が良く、長ネギ、タマネギ、卵、海苔、梅、大葉、昆布、鰹節、牛乳、チーズ、キムチ、漬物類等々、調味料では醤油、酢、味噌、塩麹、マヨネーズ、バター、ゴマ油等、そしてごはん、餅、うどん、そば、パスタ等の炭水化物に至っては、想像しただけで今日のお昼は納豆と……と食べたくなるほどです。

本編では、「定番おかず」「ごはん」「米粉パン」「麺・パスタ」「おつまみ・おやつ」と分け、試作段階で120品程あったものを88品に絞り掲載しました。馴染みのあるメニューから斬新なメニューまで幅広く載せましたが、まだまだ納豆料理は無限に広がると思います。季節や皆さまの体調に合わせ色々と工夫して、一度に沢山ではなく1日のどこかで1回召し上がっていただけたらと思います。昨今の納豆は香りも食べやすいようにマイルドで熱を加えても美味しくいただけます。今回は糸引き納豆（粒納豆）、ひきわり納豆、浜納豆、干し納豆を使い調理しましたが、香りが苦手な方はフリーズドライ納豆が召し上がりやすいかと思います。また冷凍保存も可能で、解凍された納豆をかき混ぜればしっかりネバネバと糸を引きます。納豆が軽いのも持ち帰りに楽で良いですね。

納豆の柔らかな食感は小さなお子さんからお年寄りまで食べやすく、ネバネバ感がのど越しにもやさしいです。私は幼少期よく風邪を引き遊びに行った祖母の家で寝ていると、小児科医だった叔父がひたすらかき混ぜた納豆にたっぷりの長ネギを加えて混ぜてくれていた姿か懐かしく思い出されます。地域やご家庭でそれぞれの召し上がり方がある納豆、日本の食卓に今も昔も変わらず貢献してくれている納豆を、愛情込めてかき混ぜながら改めて先人たちが見つけてくれた日本の食材の底力に感謝しつつ、今日も元気に納豆をいただきたいと思います。

葛トータルフードプロデュース代表／クッキングプロデューサー
子ども向け料理教室「リトルレディーズ」主宰
葛恵子

Recipe Part 1

定番おかず

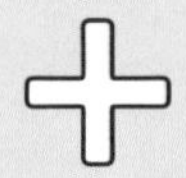

納豆

**毎日のおかずに納豆をプラス！
いつものおかずに納豆を加えるだけで格段に美味しくなり、
栄養価がアップします。**

納豆とジャコの卵焼き

完全栄養食の卵に納豆とジャコをプラス。
消化を促す大根おろしを添えて。

材料（2人分）

納豆…1パック
卵…3個
水…大さじ1
ジャコ…10g
ニラ…20g
タマネギ…20g
塩…少々
こめ油…大さじ1
ダイコン…適宜

作り方

❶ 卵をボウルに溶き入れ、きるように混ぜ納豆、ジャコ、3mmに切ったニラ、塩、水を加え混ぜる。
❷ 卵焼き器に油を熱し全体になじませ、1／3量の①の液を流し入れて全体に広げ、卵がふくらんで気泡ができたら菜箸でつぶしながら火を通す。ほぼ固まったら向こう側から手前に折り畳む。
❸ 手前側で焼けた卵焼きを奥に寄せ、空いたところに油を適量塗り、残りの卵液の半量を流し入れ、②と同じように全体に広げ、卵焼きの下にも流し入れて②と同様に折り畳む。
❹ ③と同様に残りの卵液を繰り返し焼く。
❺ 切り分けて盛り付け、大根おろしを添える。

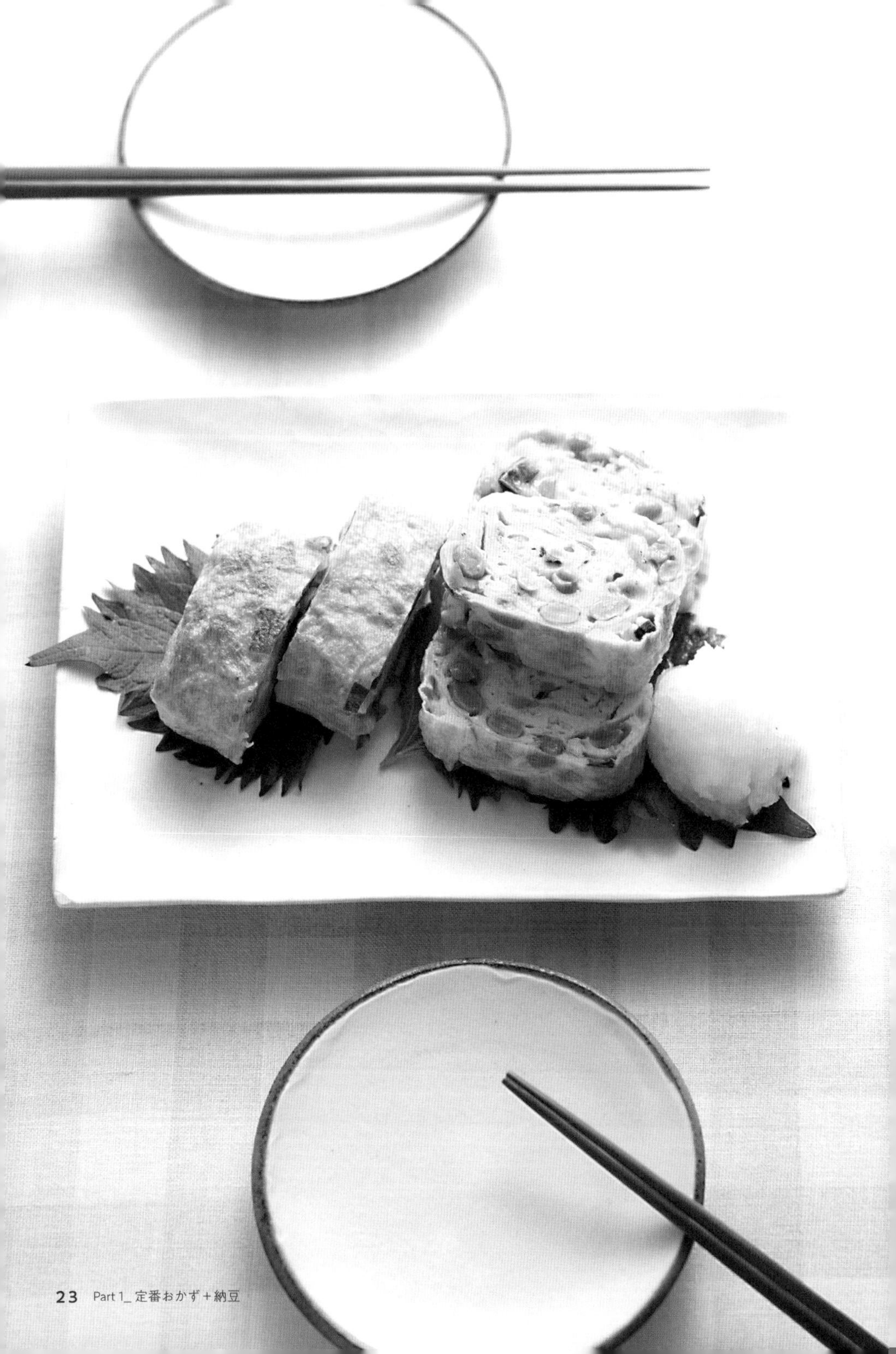

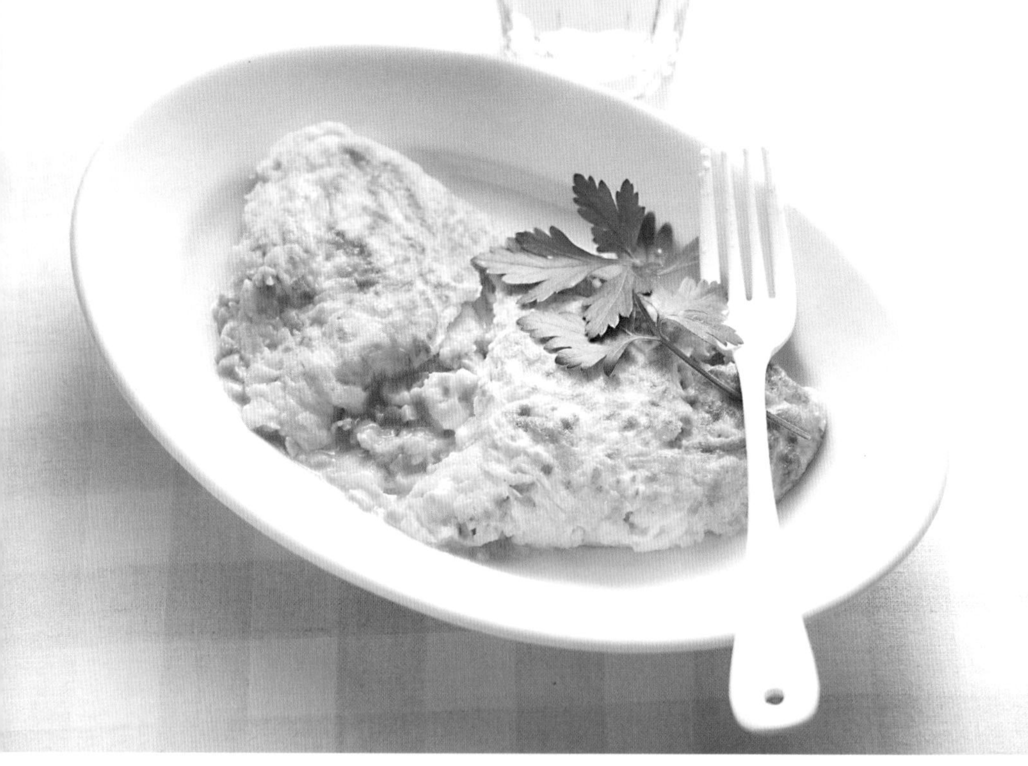

納豆オムレツ

ふわふわの卵にひきわり納豆を合わせた、手軽で栄養価の高いオムレツです。

材料（2人分）

ひきわり納豆…1パック
酢…小さじ1
卵…2個
牛乳…大さじ3
ピザ用チーズ…大さじ2
バター…10g
塩、コショウ…各少々
イタリアンパセリ
…適宜

作り方

❶ 納豆をボウルに入れ糸を引くまでよく混ぜ、酢を加え混ぜる。
❷ ①に卵を割り入れよく溶き、牛乳、チーズ、塩、コショウを加え混ぜる。
❸ フライパンにバターを入れて熱し、卵液を流し入れ大きくかき混ぜる。
❹ 卵が半熟になったら端に寄せフライパンの持ち手をたたきながら、またはへらを使って卵を返し皿に盛る。イタリアンパセリを飾る。

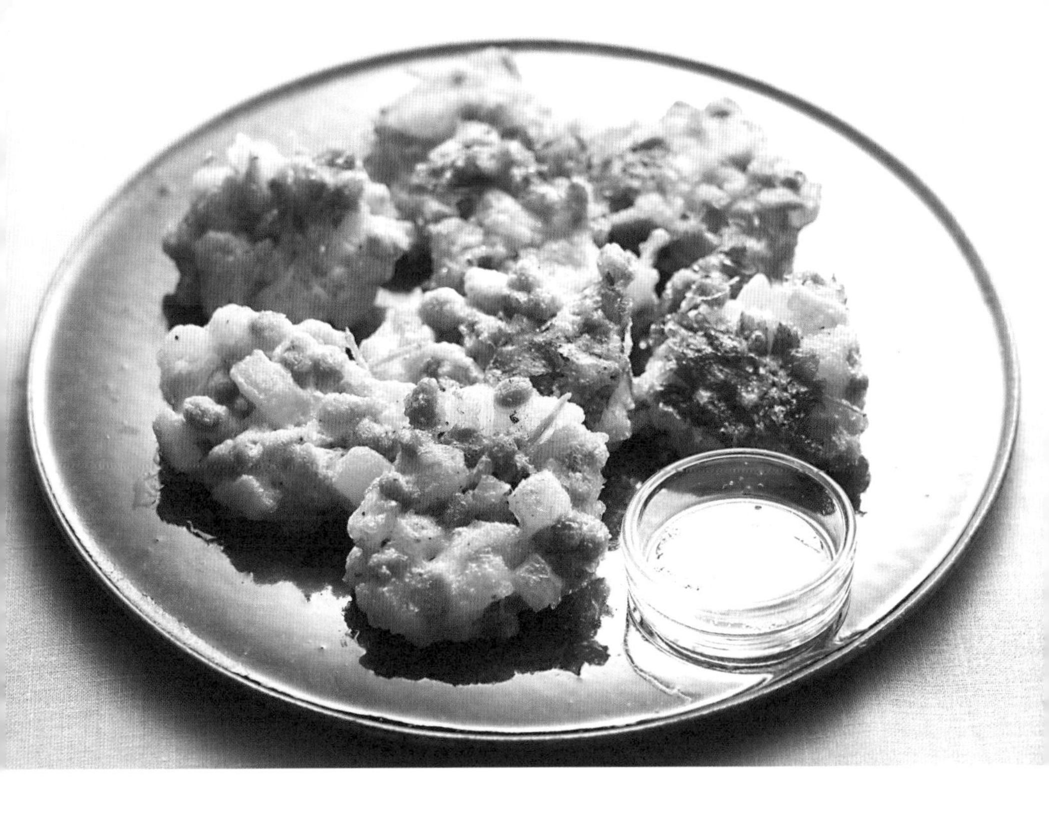

納豆のかき揚げ

カルシウム豊富なサクラエビに納豆を加えれば、歯ごたえと香りを楽しめるひと皿に。

材料（2人分）

納豆…1パック
干しサクラエビ…6g
タマネギ…1／2個
三つ葉…適量
卵…小1個
冷水…大さじ1
米粉…大さじ3
揚げ油…適量
塩…適宜

作り方

❶ タマネギは1cmの角切りに、三つ葉はざく切りにし共に米粉を薄くまぶす。

❷ 納豆をボウルに入れ糸を引くまでよく混ぜ、卵を割り入れ冷水を入れさっくりと混ぜ、サクラエビ、①を加え混ぜる。

❸ 180℃に熱した油で②をスプーンですくい入れて揚げ、余分な油をきる。

❹ ③を盛り塩を添える。

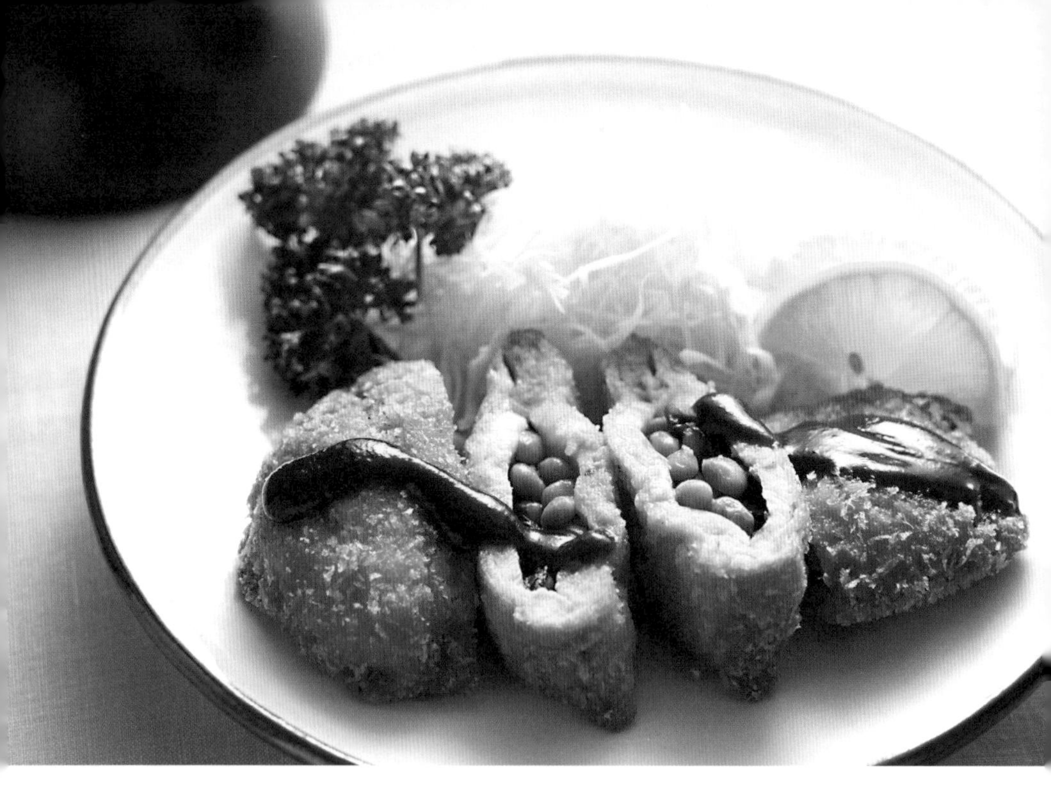

納豆とんかつ

納豆とんかつに赤味噌で作ったソースが絶妙の組み合わせ！ 食欲をそそります。

材料（2人分）

納豆…1パック
タレ、辛子…各1袋
豚ロース肉（生姜焼き用）…4枚
大葉…4枚
塩、コショウ…各少々
卵…小1個
水…大さじ1
米粉…大さじ3
パン粉…適量
揚げ油…適量
キャベツ…適量
パセリ…適宜
レモン…適宜

・味噌ソース
赤味噌…大さじ2
出汁…大さじ3
砂糖…大さじ2

作り方

❶ ひきわり納豆はボウルに入れ糸を引くまでよく混ぜタレ、辛子を加え混ぜる。

❷ 味噌ソースの材料を小鍋に入れ火にかけ練る。トロミが出たら火を止める。

❸ 豚ロース肉は筋切りをして塩、コショウをふり、2枚1組にして①の納豆の半量を一方の肉に広げ塗り大葉をのせ、もう一枚の肉で挟む。同様に2組作る。

❹ バットに卵、冷水、米粉を入れて混ぜ、②の肉全体にまんべんなくつけ、パン粉をまぶす。

❺ 油を180℃に熱し④を返しながらこんがりきつね色に揚げる。

❻ ⑤を食べやすい大きさに切って盛り付け、キャベツ、パセリ、レモンを添え、②のソースをかける。

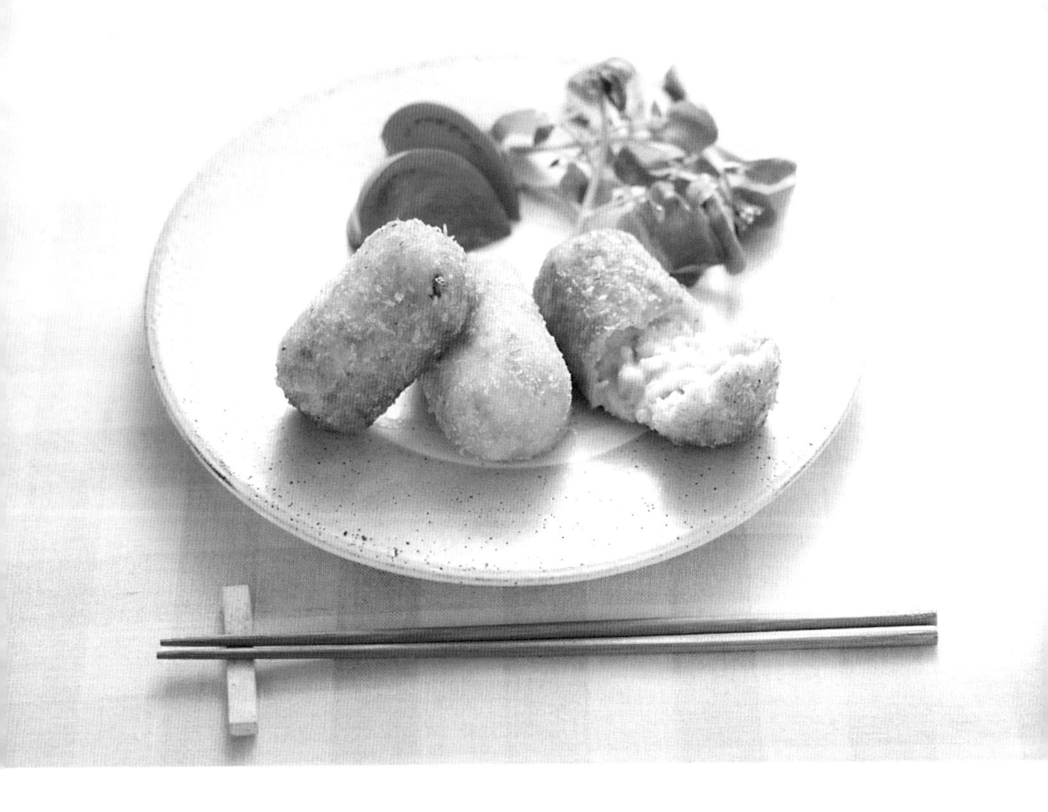

納豆のクリームコロッケ

納豆がホワイトソースの代わりに。
クリーミィなのにヘルシーです。

材料（2人分）

ひきわり納豆…1パック
ササミ…2枚
ジャガイモ…2個
牛乳…大さじ2
バター…15g
塩、コショウ…各少々
米粉…適量
卵…1個
パン粉…適量
揚げ油…適量
トマト、クレソン…各適宜

作り方

❶ 納豆を大きめのボウルに入れ糸を引くまでよく混ぜる。

❷ 鍋に水と塩を入れ、皮をむき4等分に切ったジャガイモとササミを入れて茹で、そのまま冷まして粗熱をとる。

❸ ササミは手でほぐし、ジャガイモはフォークで潰し①のボウルに混ぜ、バター、牛乳を加え混ぜ、塩、コショウで味を調える。バットに広げ入れ冷蔵庫で冷やす。

❹ 冷蔵庫から出し6等分に分け小判型に丸め、米粉、溶いた卵、パン粉の順に衣をつけ、油を180℃に熱し時々返しながらこんがりきつね色に揚げる。

❺ ④を盛り付け、トマト、クレソンを添える。

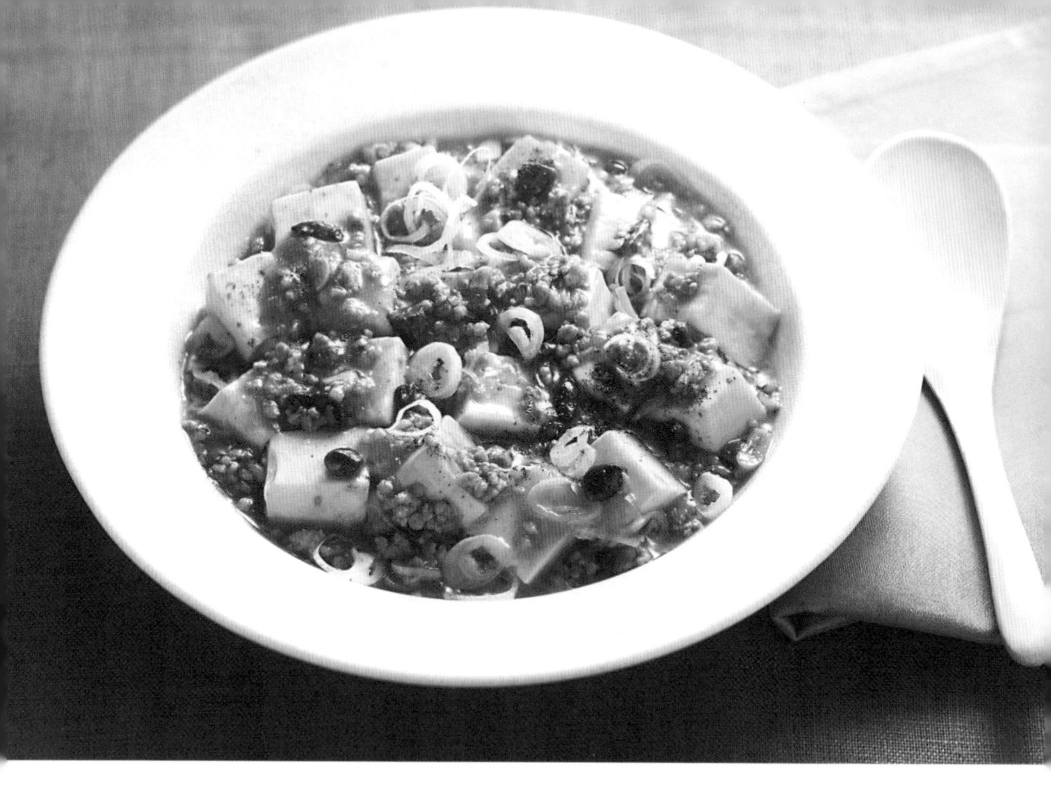

浜納豆の麻婆豆腐

大豆イソフラボンが豊富な浜納豆を隠し味に！
コクと深みがプラスされます。

材料（2人分）

浜納豆…10g
豆腐…1丁
ひき肉…100g
長ネギ…15cm
ショウガ…1かけ
ニンニク…1かけ
トウバンジャン…小さじ1
テンメンジャン…小さじ2
こめ油…大さじ1
水…150cc
鶏ガラスープ顆粒…小さじ2
塩、コショウ…各少々
水、片栗粉…各大さじ2
花椒…適宜

作り方

❶ 浜納豆は細かく切る。
❷ ニンニク、ショウガ、2／3の長ネギはみじん切りに、残りの長ネギは小口切りにする。
❸ フライパンに油を熱しみじん切りの長ネギ、ニンニク、ショウガを入れて炒め、香りが出たらひき肉を加え炒め、肉の色が変わったらトウバンジャン、テンメンジャンを加え炒める。
❹ ③に①の浜納豆を散らし入れ水、鶏ガラスープの顆粒を加え煮立ったら豆腐を入れる。
❺ 再び煮立ったら火を弱め塩、コショウで味を調え、水溶き片栗粉を数回に分けてかき混ぜながら加えとろみをつける。
❻ 小口切りにした長ネギを散らし一瞬強火にして火を止める。好みで花椒をふりかける。

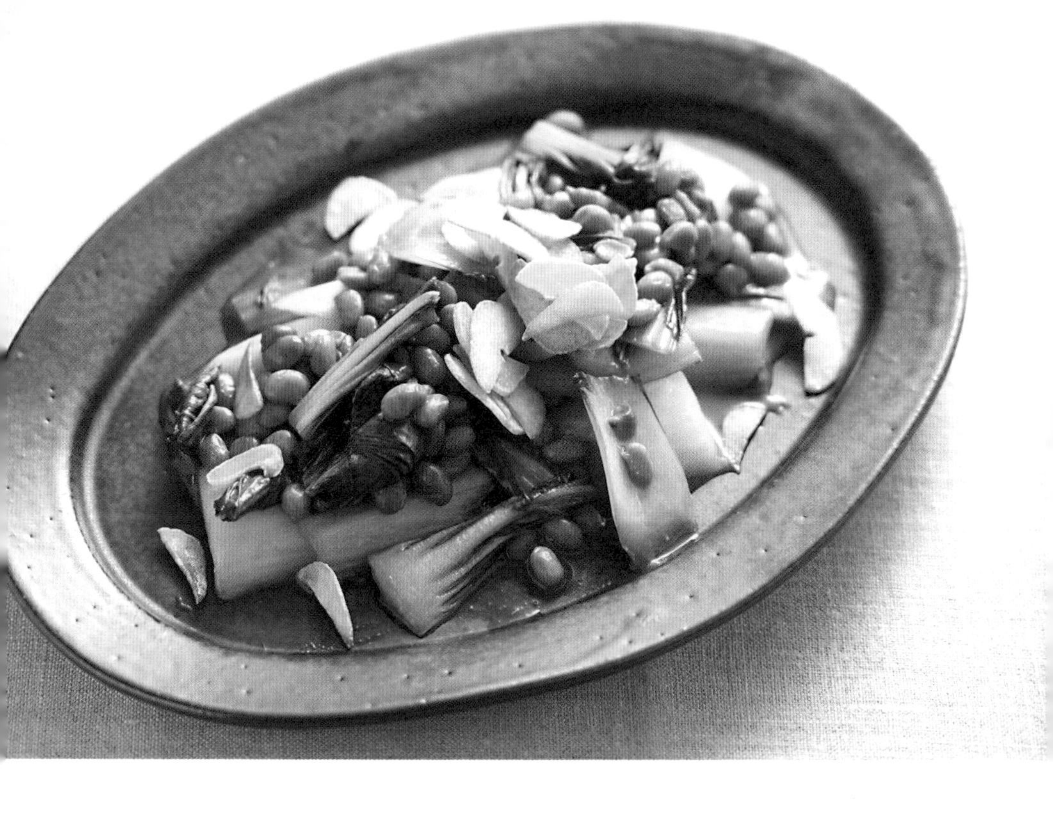

チンゲン菜の納豆炒め

チンゲン菜は油と炒めることで栄養素の吸収率がアップ！
手軽で栄養価の高いメニューです。

材料（2人分）

納豆…1パック
タレ…1袋
チンゲン菜…2株
水…大さじ2
ニンニク…1かけ
テンメンジャン
…小さじ1／2
コショウ…少々
こめ油…大さじ1強

作り方

❶ 納豆をボウルに入れ糸を引くまでよく混ぜ、タレ、テンメンジャンを加え混ぜる。
❷ チンゲン菜は食べやすい大きさに切り、ニンニクは薄切りにする。
❸ フライパンに油を入れニンニクを加え弱火でじっくり炒め、チンゲン菜を加え炒める。
❹ ①を加えて全体にからませるように炒め合わせコショウをふり火を止める。

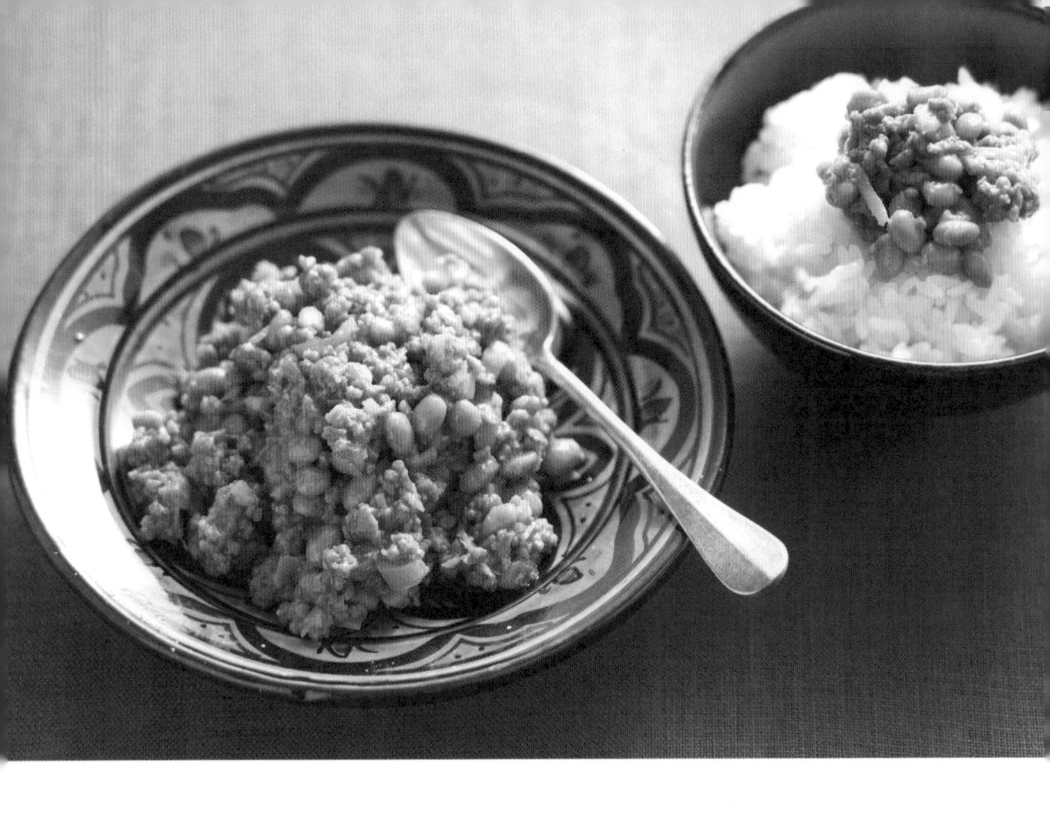

中華風肉みそ納豆

納豆の一粒一粒に栄養と旨味がぎっしり。
ごはんのお供であり万能調味料としても。

材料（作りやすい分量）

納豆大粒…1パック
ひき肉（合いびき）…150g
長ネギ…1／2本
ショウガ…1かけ強
ニンニク…1かけ
こめ油…大さじ1

・調味料A

トウバンジャン…小さじ1
味噌…大さじ1
酒…大さじ2
砂糖…小さじ2

作り方

❶ 納豆をボウルに入れ糸を引くまでよく混ぜ、**A**の調味料を加え混ぜる。

❷ 長ネギ、ショウガ、ニンニクはみじん切りにする。

❸ フライパンに油、長ネギ、ショウガ、ニンニクを入れ弱火にかけ香りが出たらひき肉を加えて炒め、色が変わったら①の納豆を加えよく炒め混ぜる。

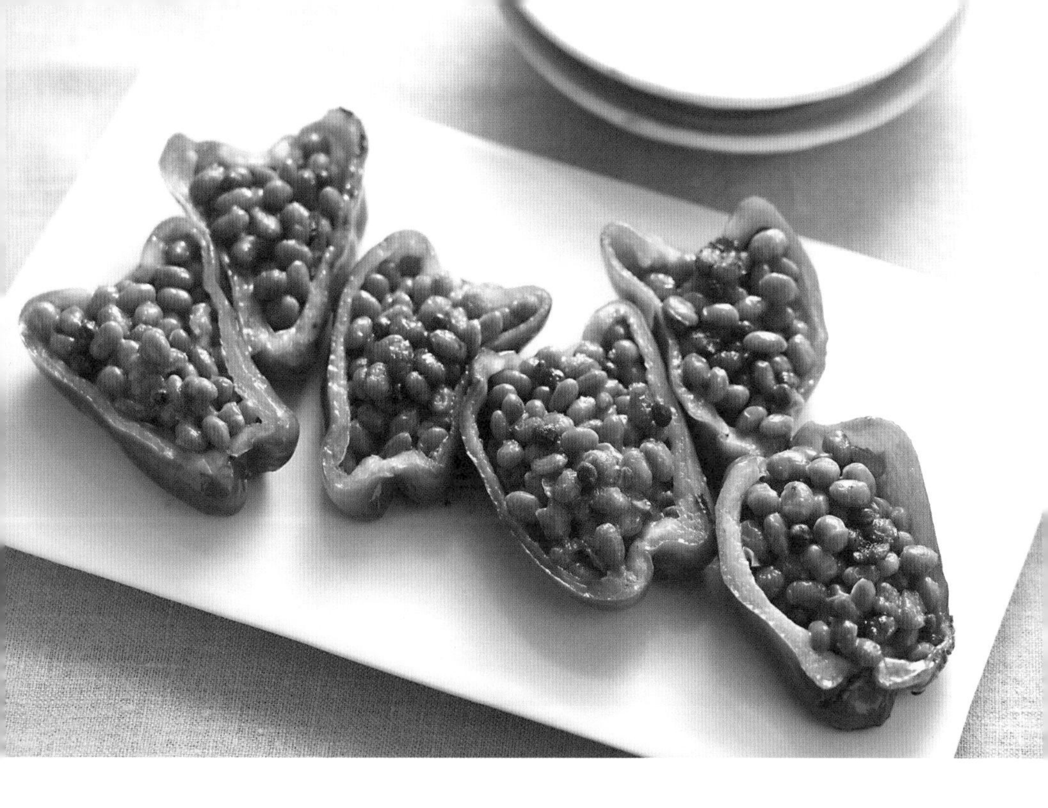

ピーマンの納豆詰め

ひき肉の代わりに納豆を。
手軽で栄養価も高いひと皿です。

材料（2人分）

納豆…2パック
タレ…2袋
ピーマン…3個
実山椒佃煮…4g
こめ油…大さじ2

作り方

❶ 納豆をボウルに入れ糸を引くまでよく混ぜ、タレ、実山椒の佃煮を加えてよく混ぜる。

❷ ピーマンを縦に半分に切り種を出し①の1／6量を詰める。同様に残りにも詰める。

❸ フライパンに油を入れ、ピーマンを並べ入れ蓋をして中火の弱火でじっくり蒸し焼きにする。

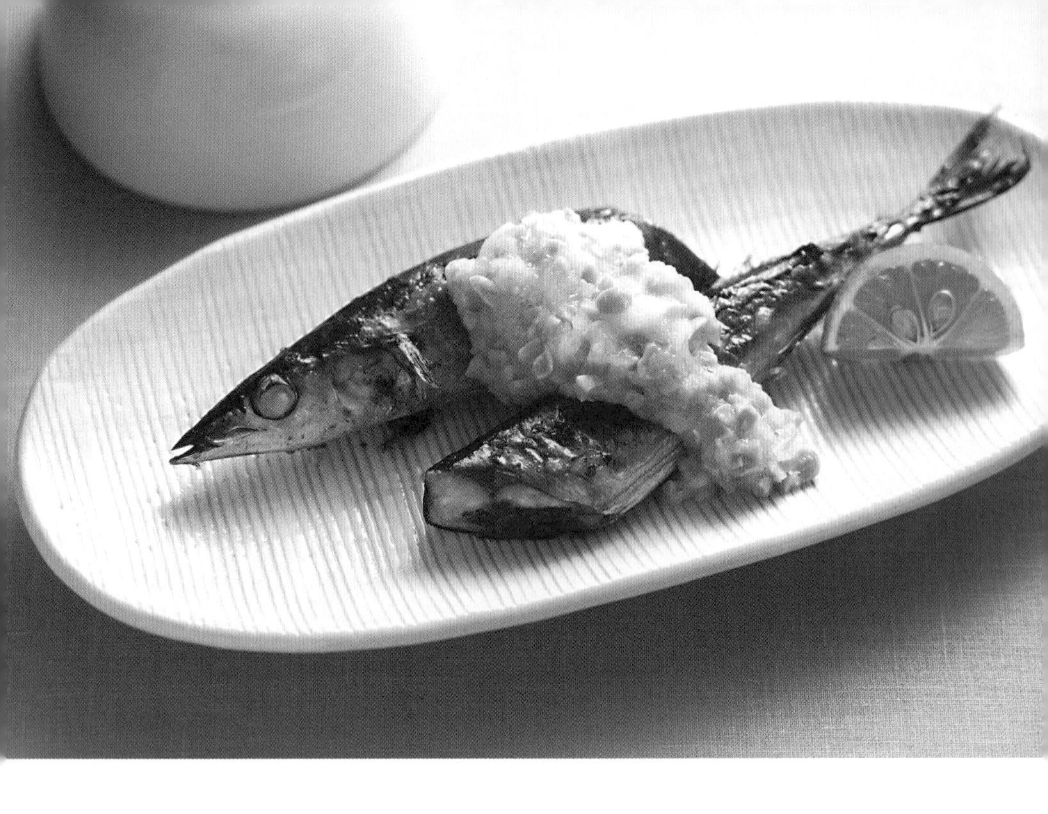

さんまの塩麹焼き 納豆大根おろし添え

消化を促す大根おろしにひきわり納豆をプラス。のど越しもやさしくなります。

材料（2人分）

ひきわり納豆…1パック
サンマ…2尾
塩麹…大さじ1弱
カボス…1個
大根おろし…適量

作り方

❶ 納豆をボウルに入れ糸を引くまでよく混ぜ、水気を軽く絞った大根おろしとのカボス（1／2個）の絞り汁を加え混ぜる。

❷ サンマは流水で洗い血を落とし水気をふきとり、塩麹を全体に塗りペーパーで包んで冷蔵庫で30分ほど置く。

❸ グリルを熱し、盛り付ける際に表になる面を下にして並べ入れ両面焼く。

❹ ③を皿に盛り①をかけ、残りのカボスをくし形に切って添える。

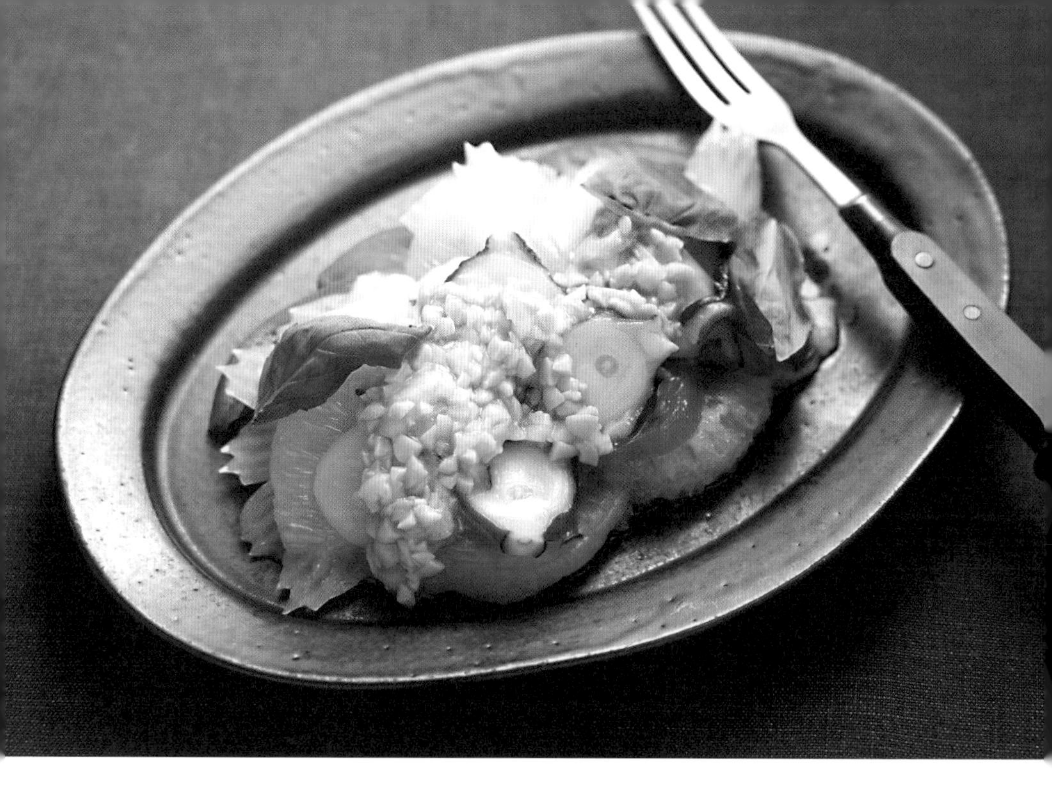

納豆マリネのシーフードサラダ

グレープフルーツのさわやかな香りが、シーフードの納豆マリネとよく合います。

材料（2人分）

ひきわり納豆…1パック
タコ（刺身用）…4切れ
ホタテ…2個
トマト…1個
セロリ…適量
グレープフルーツ…4切れ
バジル…2～3枚
タマネギ…大さじ1

・フレンチドレッシング
酢…大さじ1
塩…小さじ1／4
コショウ…少々
砂糖…小さじ1／2
オリーブ油…大さじ1

作り方

❶ ホタテは横に半分に切り、タマネギはみじん切り、セロリは斜め薄切り、トマトは半分に切って薄切りにする。グレープフルーツは皮をむき小房に分け薄皮をとる。

❷ フレンチドレッシングの材料をボウルに合わせる。

❸ 納豆はボウルに入れ糸を引くまでよく混ぜ、フレンチドレッシングとタマネギを加え混ぜる。

❹ 皿にタコ、ホタテ、トマト、セロリ、グレープフルーツを盛り③をかけバジルを散らす。

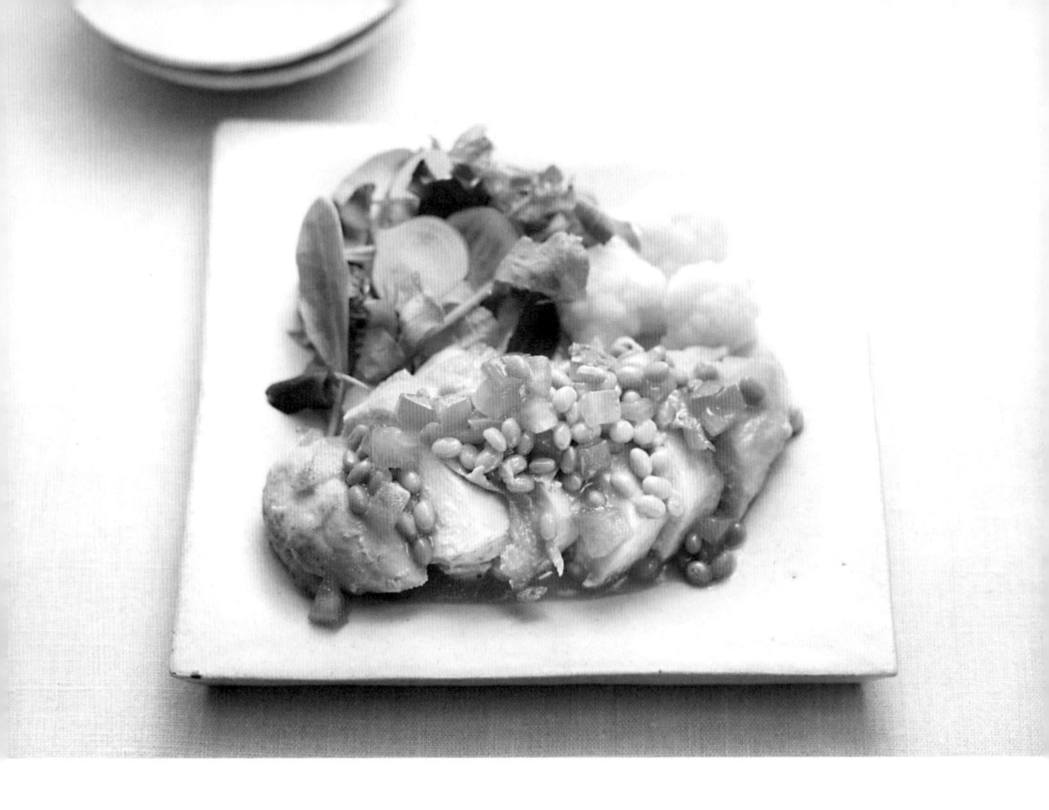

鶏むね肉のソテー 納豆トマトソースと

納豆トマトソースは、高たんぱく質で低脂質な鶏むね肉との相性抜群！

材料（2人分）

ひきわり納豆…1パック
鶏むね肉…1枚
トマト…1／4個
ポン酢…大さじ1
バター…8g
オリーブ油…大さじ2
塩、コショウ…各少々
ルッコラ、クレソン、ラデッシュ…各適宜
カリフラワー…適宜

作り方

❶ トマトは5mm角に切る、カリフラワーは小房に分け茹でる。

❷ 納豆はボウルに入れ糸を引くまでよく混ぜ、ポン酢、オリーブ油を大さじ1、トマトを加え混ぜる。

❸ 鶏むね肉はフォークの先で繊維を刺し、両面に塩、コショウをふる。

❹ フライパンに残りのオリーブ油を熱し、肉の皮面を下にして入れ弱めの中火で皮がこんがりするまで4～5分焼いてから裏返し、さらに3分焼く。もう一度返して蓋をして弱火で4～5分焼き、仕上げにバターを加えからめる。

❺ 食べやすい大きさに切り分けて盛り付け、カリフラワー、ルッコラ、クレソン、ラデッシュを添え②の納豆ソースをかける。

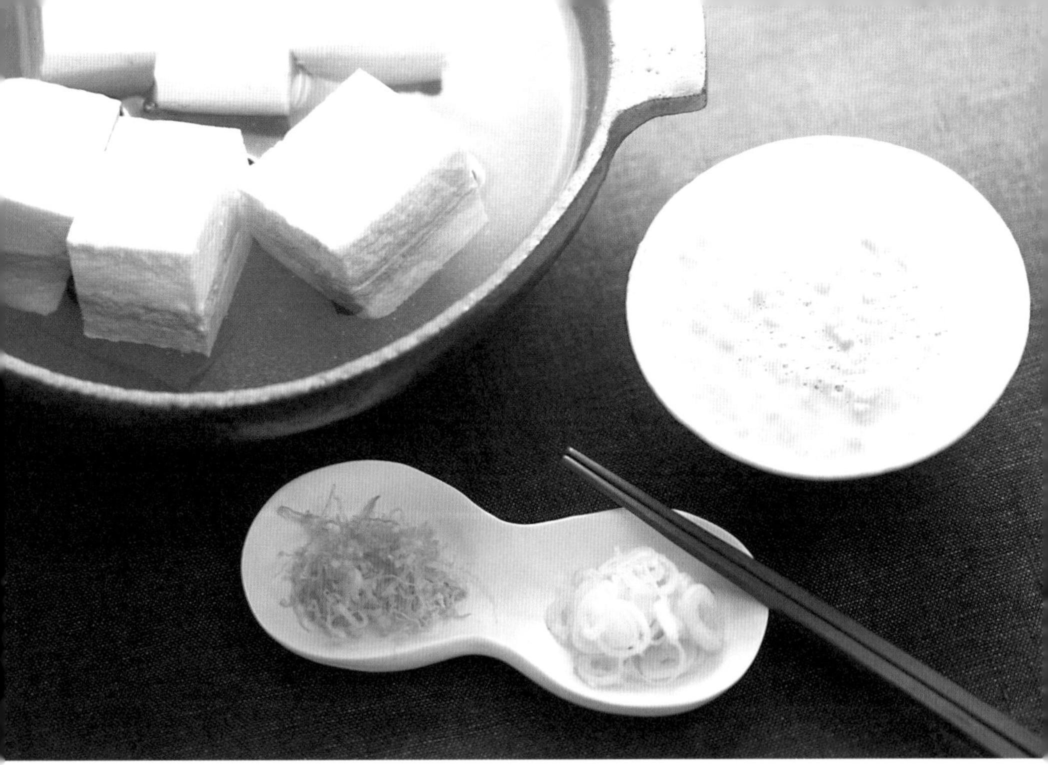

湯豆腐　納豆タレで

いつものタレをひきわり納豆と
豆乳で作ったタレに置きかえるだけ。

材料（2人分）

ひきわり納豆…1パック
タレ…1袋
豆腐…1丁
昆布…5cm角1枚
豆乳…80cc
長ネギ…10cm
カツオ節…適宜

作り方

❶ 納豆をボウルに入れ糸を引くまでよく混ぜ、タレ、豆乳を加え混ぜ、器によそる。

❷ 豆腐は縦に2つに切り、横は3～4つに切る。

❸ 昆布は乾いたふきんで軽くふき、鍋に入れて水を張り30分ほど置いて火にかけ、煮立つ直前に豆腐を入れる。

❹ 豆腐が温まったら豆腐をすくい①にくぐらせて食べる。小口切りの長ネギとカツオ節を添える。

豆腐3種盛り

3種のオイルと納豆、豆腐で、手軽でヘルシーです。

納豆キムチ和え

材料（2人分）

納豆…1パック
タレ…1袋
キムチ…60g
絹豆腐…1丁
エゴマ油…小さじ2

作り方

❶ 納豆をボウルに入れ糸を引くまでよく混ぜ、タレを加え混ぜ、ざく切りにしたキムチを加え混ぜる。

❷ 豆腐を器に盛り①をのせエゴマ油を回しかける。

納豆のカリカリ焼き

材料（2人分）

納豆…1パック
豆腐…1丁
ベーコン…2枚
ブロッコリースプラウト…適宜
塩…適宜
アマニ油…小さじ2

作り方

❶ フライパンを熱し納豆を崩さずかたまりのまま入れ、横にベーコンを並べ入れ、どちらもこんがりカリカリに焼く。

❷ ベーコンは脂をきって細かくくだき、ブロッコリースプラウトは半分に切る。

❸ 豆腐を器に盛り、カリカリの納豆とベーコンをのせスプラウトを添えアマニ油を回しかける。好みで塩をふる。

納豆と塩昆布

材料（2人分）

納豆…1パック
寄せ豆腐…1パック
塩昆布…6g
おぼろ昆布…6g
オリーブ油…小さじ2

作り方

❶ 納豆をボウルに入れ糸を引くまでよく混ぜ、塩昆布を加え混ぜる。

❷ 豆腐を器に盛り、①をのせおぼろ昆布をのせる。

❸ オリーブ油を回しかける。

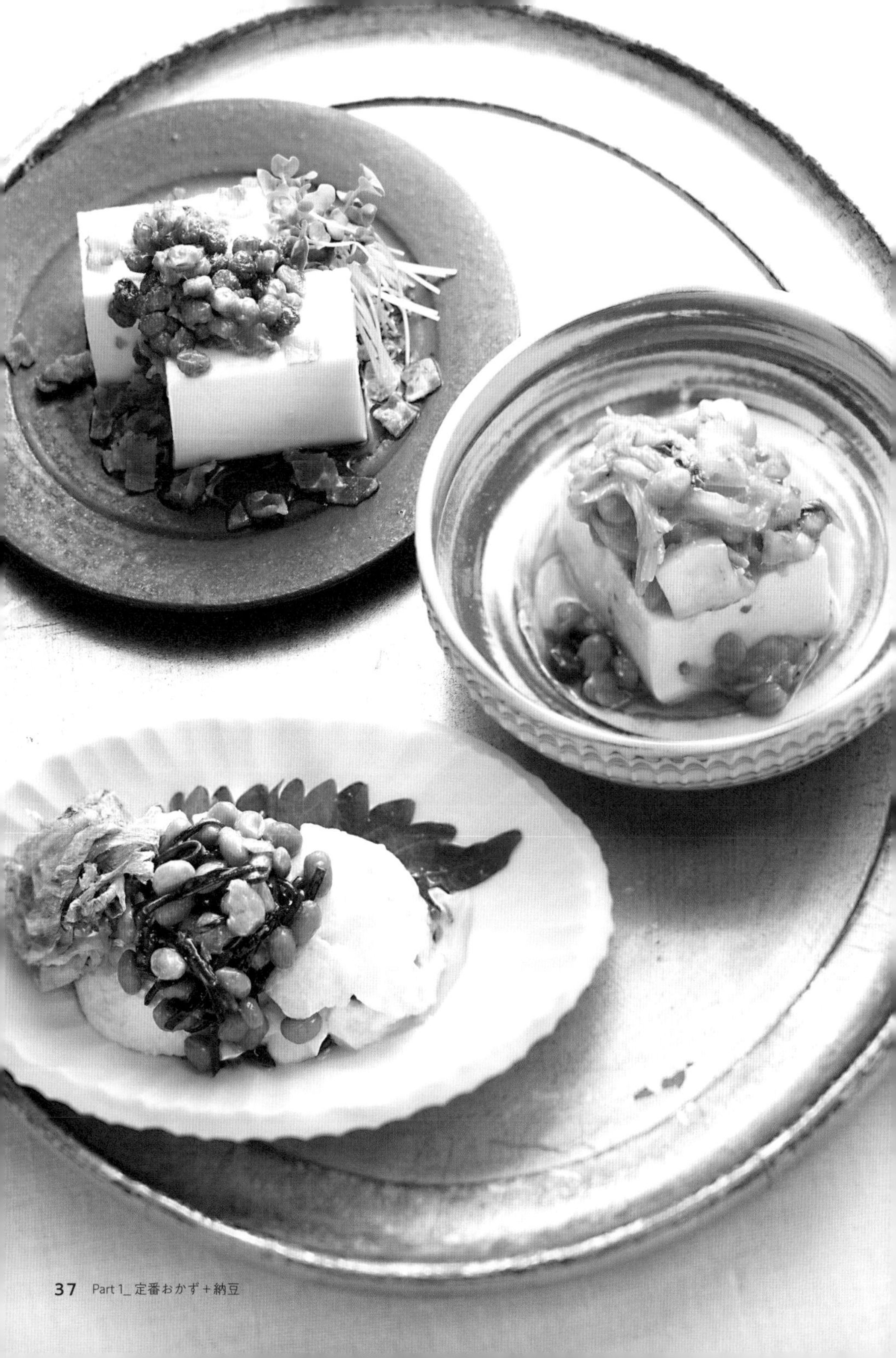

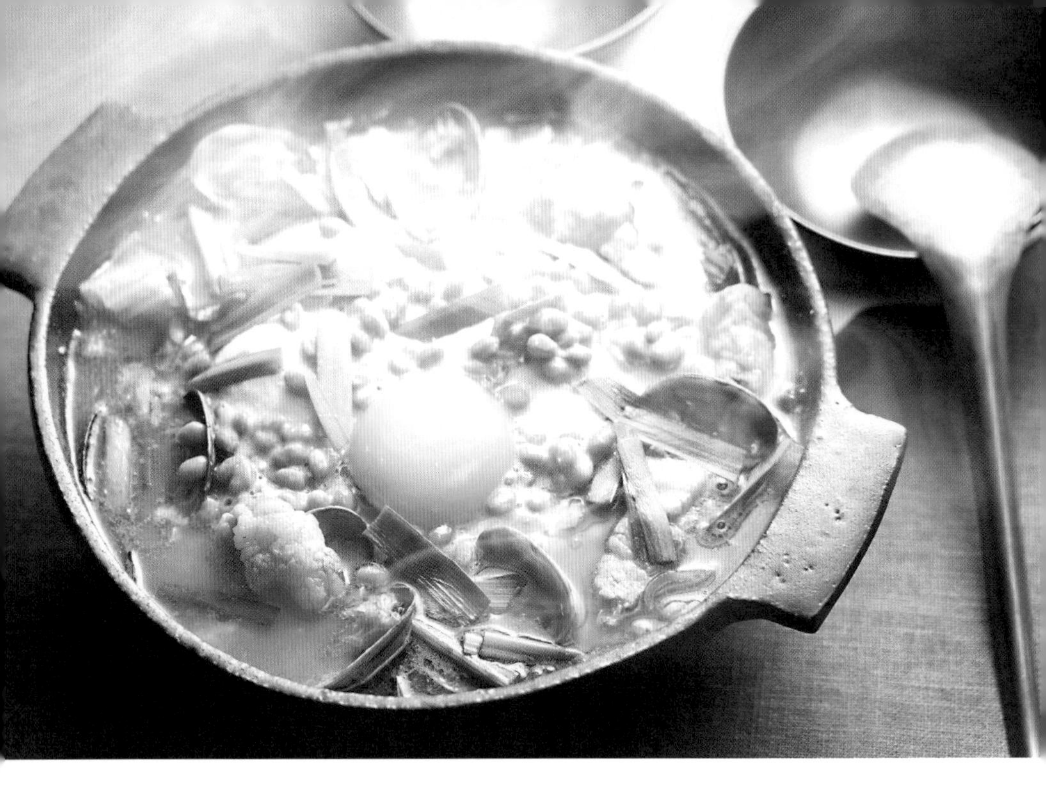

納豆豆腐チゲ

豆腐チゲに納豆を合わせた、手軽で栄養価の高い旨味ぎっしりのメニューです。

材料（2人分）

納豆…1パック
絹豆腐…1丁
アサリ…8粒
酒…100cc
豚バラ肉…120g
キムチ…60g
タマネギ…1／2個
ニラ…1／3束
卵…1個
ニンニク…1かけ
水…300cc
コチュジャン…大さじ1
ゴマ油…大さじ1強

作り方

❶ 納豆をボウルに入れ糸を引くまでよく混ぜる。

❷ アサリはかぶるぐらいの塩水（3%）につけ砂を吐かせ、殻と殻を擦り合わせて流水で洗う。

❸ 豚バラ肉は3cm長さに切り、キムチはざく切り、ニラは5cm長さに、タマネギ、ニンニクは薄切りにする。

❹ 小鍋にアサリと酒を入れ蓋をしてひと煮立ちさせたら弱火にし、アサリの口が開くまで加熱する。アサリを取り出し蒸し汁はとっておく。

❺ 鍋にゴマ油、ニンニクを入れて熱し、豚バラ肉を入れ塩をふり色が変わるまで炒めてキムチ、コチュジャンを加え炒める。

❻ ⑤にアサリの蒸し汁と水、タマネギを加えて煮る。

❼ ①の納豆に豆腐をスプーンですくい入れ軽く混ぜて⑤に加え、ニラを散らし塩で味を調え卵を割り落とす。

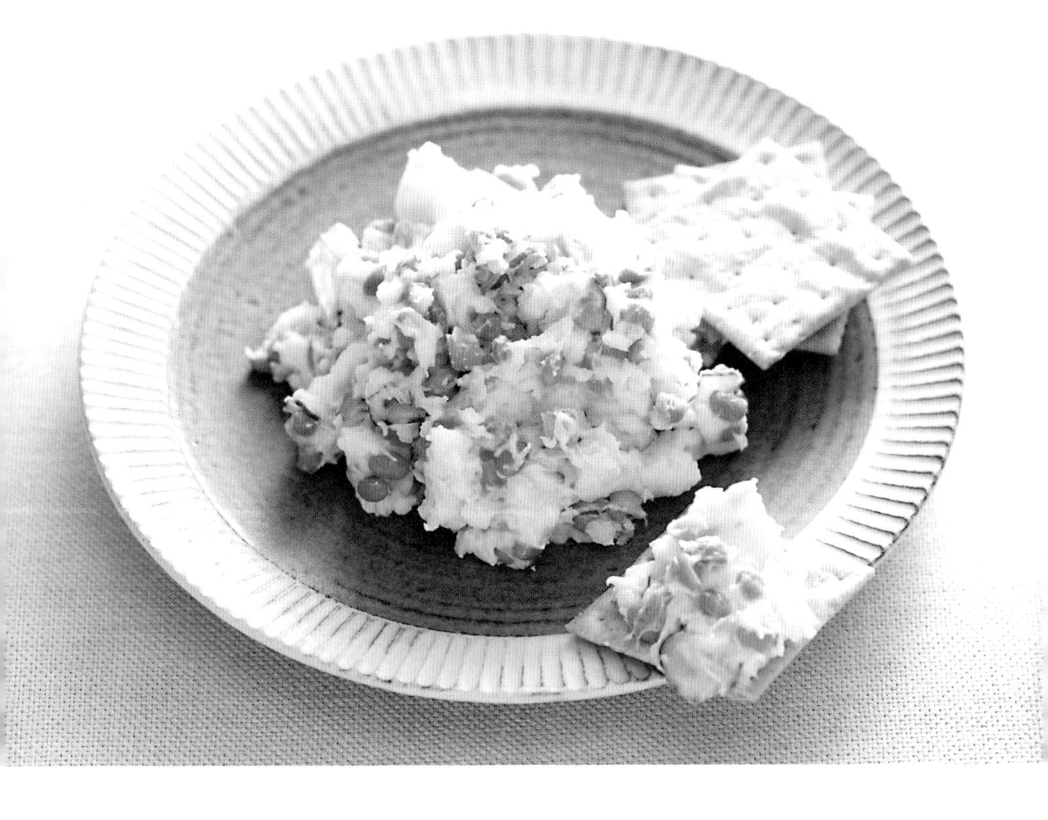

納豆ポテトサラダ

納豆がポテトにからむので、マヨネーズも少なめでＯＫです。

材料（2人分）

納豆…1パック
ジャガイモ…2個
キュウリ…1本
ニンジン…1／3本
タマネギ…1／4個
塩…ふたつまみ
酢…小さじ2
マヨネーズ…大さじ2
クラッカー…適宜
茹で塩…適量

作り方

❶ ニンジンは5mm角に、ジャガイモは皮をむき6等分に切り、塩を加えて水から茹でる。
❷ キュウリは薄い小口切りにして塩（ふたつまみ）でもみ、タマネギはみじん切りにする。
❸ ジャガイモが茹で上がったら軽く潰し酢を回しかける。
❹ 納豆は大きめのボウルに入れて糸を引くまでよく混ぜ、タマネギ、ジャガイモ、水気を絞ったキュウリ、ニンジンを加え混ぜ、マヨネーズで和える。
❺ 器に盛りクラッカーを添える。

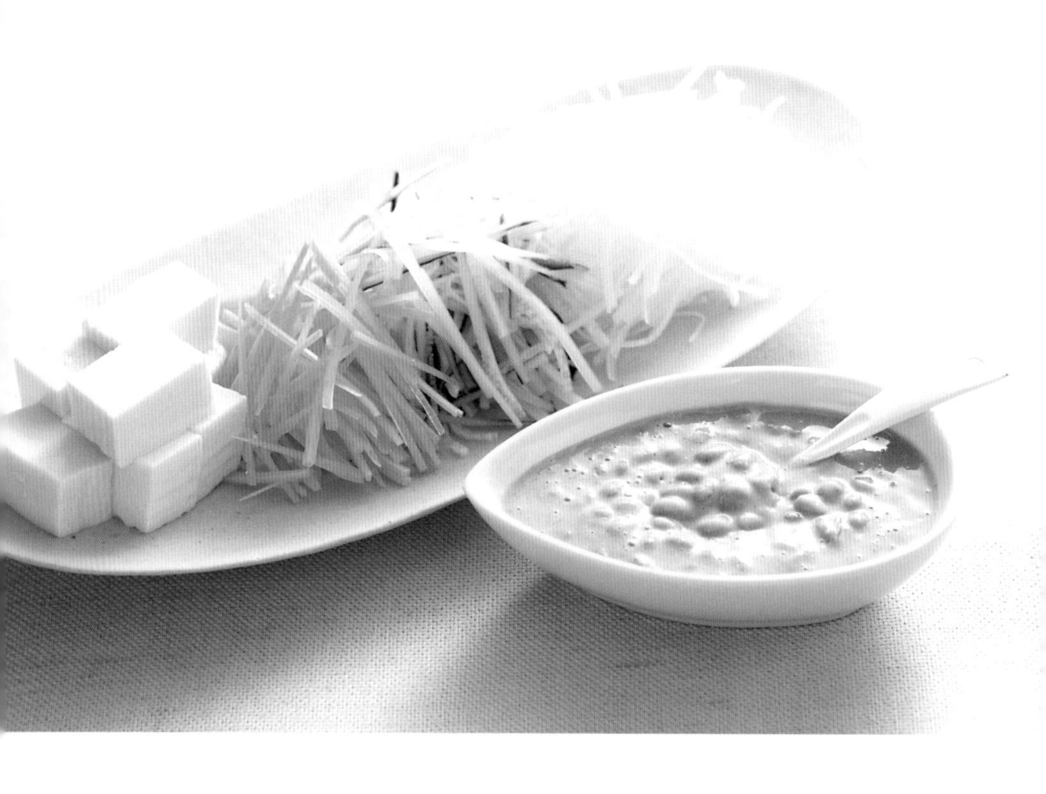

納豆胡麻ドレサラダ

納豆とゴマでボリューム感があり、
歯ごたえもあってお腹一杯になるサラダです。

材料（2人分）

納豆…1パック
豆腐…半丁
キュウリ…1本
ダイコン…10cm
ニンジン…1/3本
・胡麻ドレッシング
白練りゴマ…大さじ2
白すりゴマ…小さじ2
酢…大さじ2
醤油…小さじ2
砂糖…大さじ2

作り方

❶ 胡麻ドレッシングの材料をボウルに合わせる。
❷ 納豆をボウルに入れて糸を引くまでよく混ぜ、胡麻ドレッシングを加え混ぜる。
❸ 豆腐は6等分に切りキッチンペーパーで水気をとり、ダイコン、ニンジンは皮をむき千切り、キュウリも千切りにする。
❹ 皿に③を盛り付け、②の納豆胡麻ドレッシングを添える。

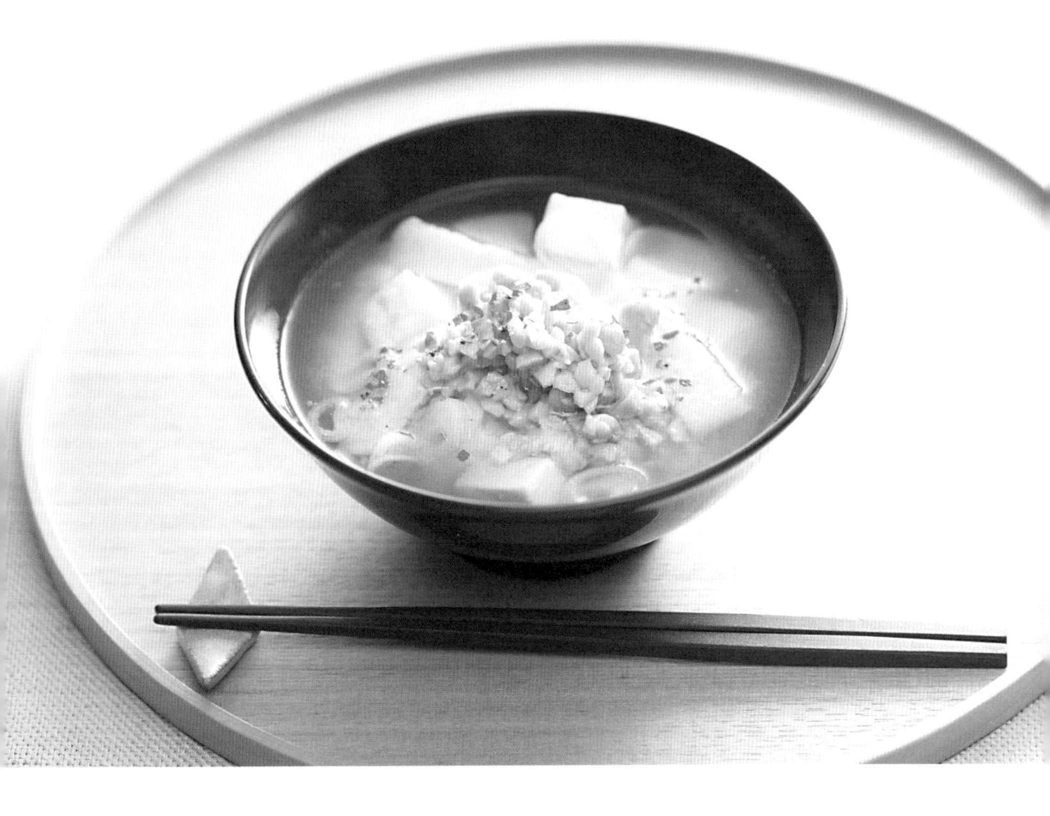

酒粕の味噌汁　納豆のせ

栄養たっぷりの酒粕の味噌汁に納豆をプラス。
美肌効果が期待できます。

材料（2人分）

ひきわり納豆…1パック
豆腐…半丁
油揚げ…1／2枚
長ネギ…1／2本
出汁…400cc
酒粕…大さじ1半
味噌…大さじ1半
七味唐辛子…適宜

作り方

❶ ひきわり納豆をボウルに入れ糸を引くまでよく混ぜる。
❷ 豆腐は1cm角に、油揚げは横に半分に切って1cm幅に切り、長ネギは小口切りにする。
❸ 鍋に出汁を入れ火にかけ煮立ったら油揚げ、長ネギを加え酒粕、味噌を溶き入れる。
❹ ②に豆腐を加えひと煮立ちしたら火を止める。
❺ 椀によそい、納豆を入れ七味唐辛子をふる。

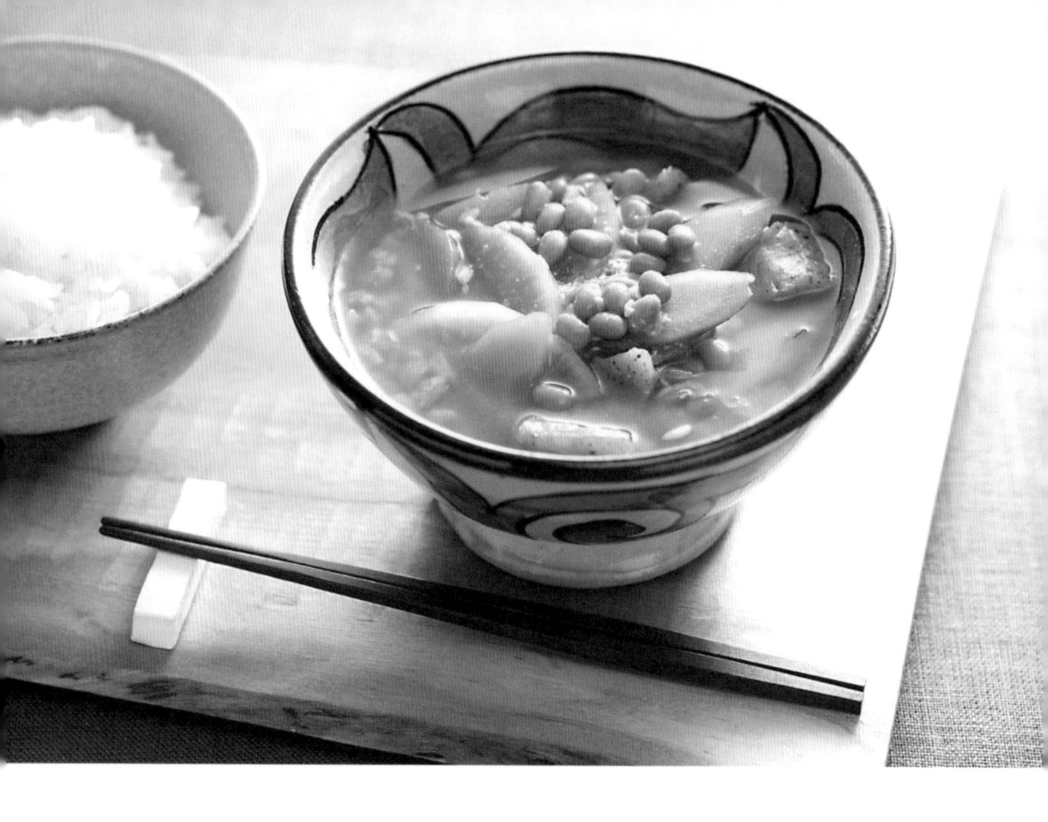

根菜と納豆の味噌汁

具沢山味噌汁に納豆をプラス。
栄養と旨味がぎっしりです！

材料（2人分）

納豆…1パック
ダイコン…5cm
ニンジン…1／2本
ゴボウ…1／3本
コンニャク…1／2枚
ネギ…1／3本
出汁…500cc
麹味噌…大さじ2～3

作り方

❶ 納豆をボウルに入れ糸を引くまでよく混ぜる。

❷ ダイコン、ニンジンは皮をむき4mm幅のいちょう切りに、長ネギは1cmの小口切りに、ゴボウは斜めうす切りにし水にさらす。コンニャクは手でちぎって食べやすい大きさにする。

❸ 小鍋に湯を沸かしコンニャクをさっと茹でてザルにあげる。

❹ 鍋に出汁、ダイコン、ニンジン、ゴボウを入れて火にかけ、野菜に火が通ったらコンニャク、長ネギを加え味噌を溶き入れ火を止める。

❺ ④に①の納豆を加え軽く混ぜる。

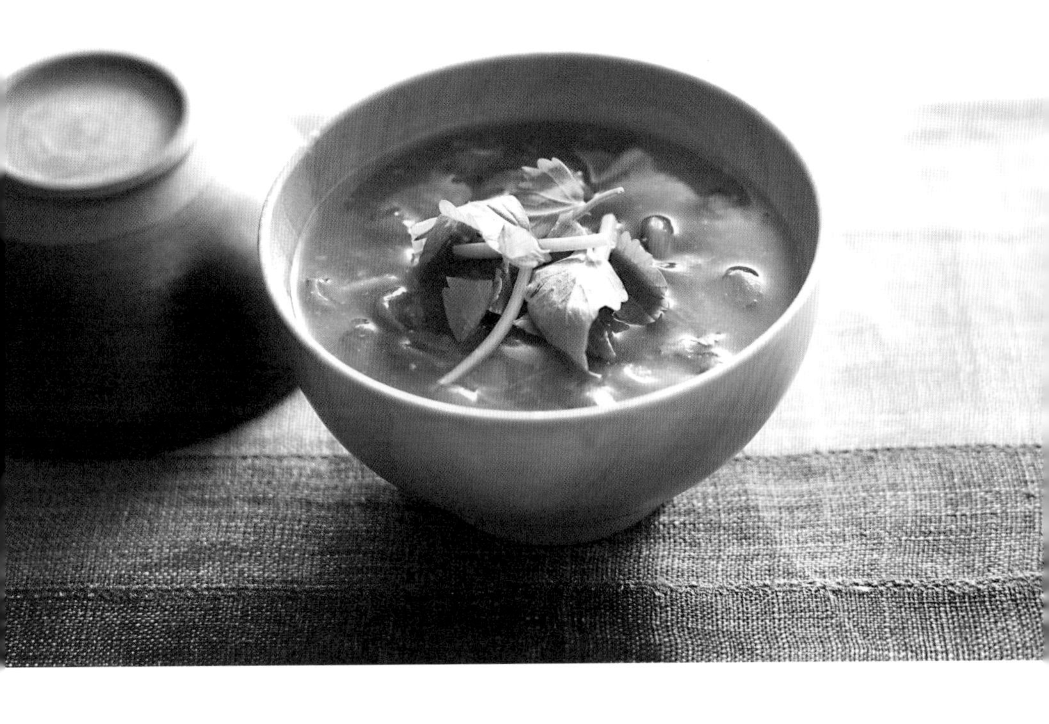

納豆汁

なめこの歯ごたえととろとろ食感が楽しい、手軽で栄養価の高い納豆汁です。

材料（2人分）

納豆大粒…1パック
ナメコ…1袋
セリ…適宜
出汁…400cc
赤だし味噌…大さじ2

作り方

❶ 納豆はすり鉢でよくする。
❷ ナメコはザルに入れ熱湯を回しかける。セリは3cm長さに切る。
❸ 鍋に出汁を入れて火にかけ、味噌を溶き入れる。
❹ ①の納豆に③の味噌汁を少し加え溶き混ぜてから、続けて味噌汁に加え混ぜる。
❺ ナメコを加え椀によそい、セリをのせる。

Recipe Part 2

ごはん+納豆

納豆はごはんとの相性抜群です。
そのままごはんにかけて食べるのも美味しいですが、
いつものごはんに納豆を加えるだけでおなかも満足のひと皿になります。

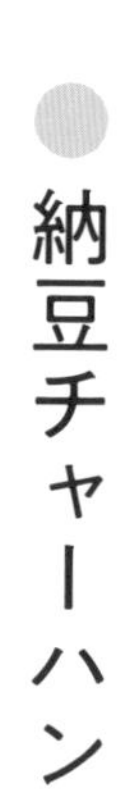

納豆チャーハン

納豆をカリカリに炒めるだけ。
旨味と食感のバランスが楽しめます。

材料（2人分）

納豆…1パック
ごはん…茶碗2杯
卵…1個
長ネギ…10cm
カツオ節…3g
醤油…小さじ1
塩、コショウ…各少々
ゴマ油…大さじ2強

作り方

❶ フライパンにゴマ油（少々）をしいて熱し納豆を崩さずかたまりのまま入れ、こんがり焼き色をつける。
❷ ボウルに卵を割り入れて混ぜ、ごはんを加え卵を全体にからませる。
❸ ①のフライパンにゴマ油（大さじ2）を足し、②を加えて納豆と合わせながらごはんがパラパラになるまで炒める。
❹ 長ネギとカツオ節を加えさっと混ぜ、塩、コショウで味を調え仕上げに醤油を回しかける。
❺ 器に盛り付けカツオ節をのせる。

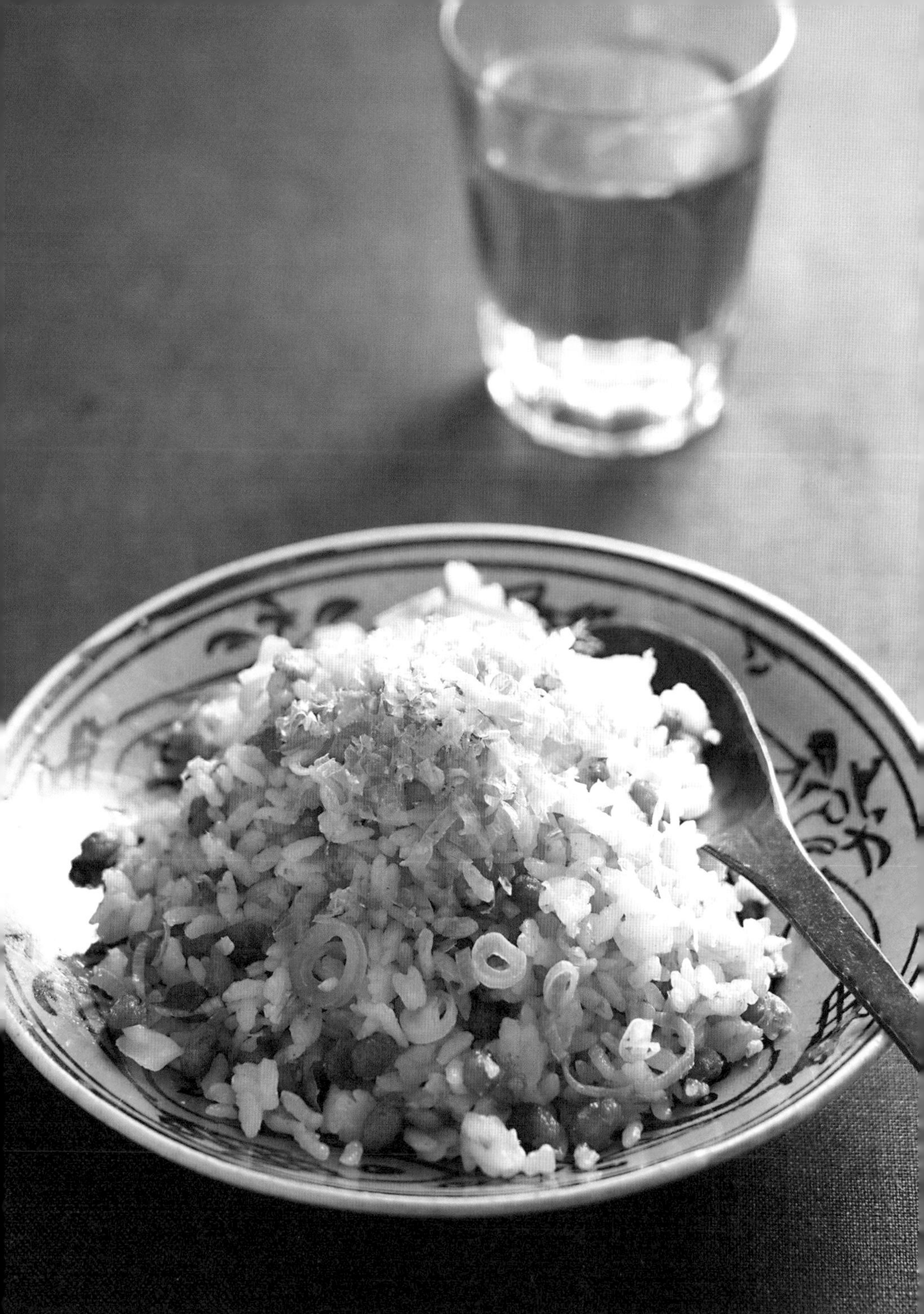

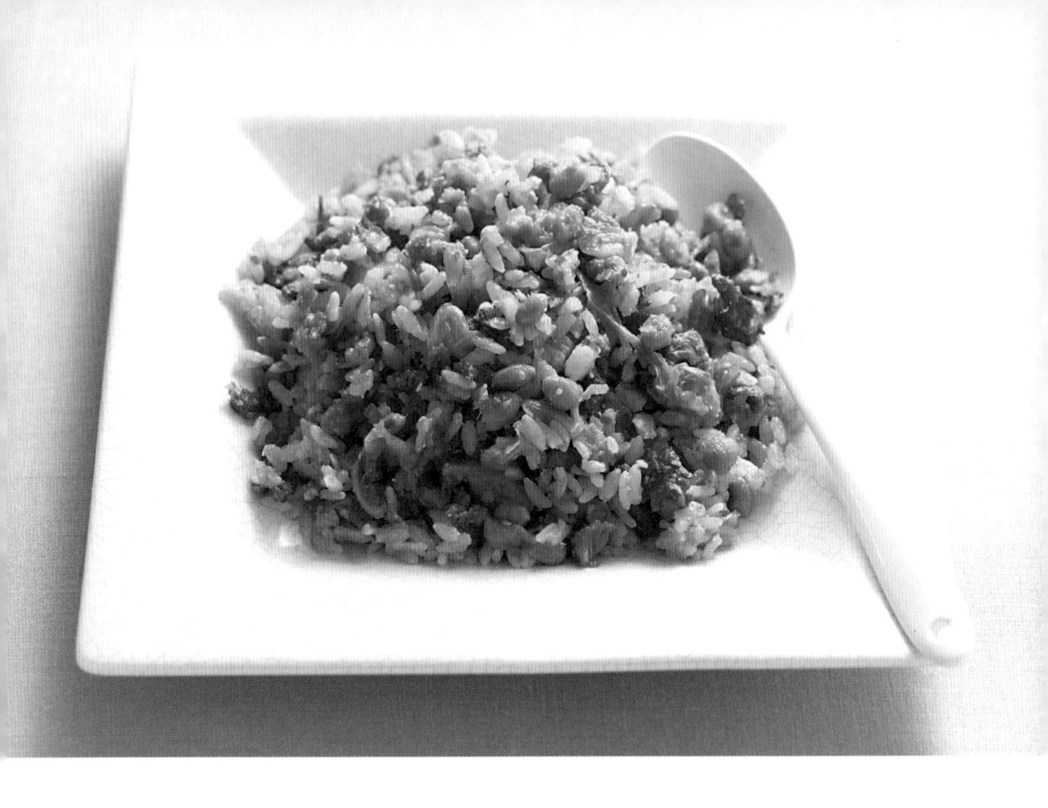

納豆キムチチャーハン

納豆とキムチのダブル発酵食品で旨味がアップ！
腸内環境も整います。

材料（2人分）

納豆…1パック

ごはん…茶碗2杯

牛肉（コマ切れ）…100g

キムチ…70g

卵…1個

ゴマ油…大さじ2

塩、コショウ…各少々

作り方

❶ 納豆をボウルに入れ糸を引くまでよく混ぜ、タレ、卵を割り入れて混ぜ、ごはんを加え全体にからませる。

❷ 牛肉は1cm幅に切り塩を全体にふる。

❸ フライパンにゴマ油を熱し牛肉を入れて炒め、色が変わったらキムチを加えて炒め合わせ①を加え混ぜ、ごはんがパラパラとほぐれるまで炒める。塩、コショウで味を調える。

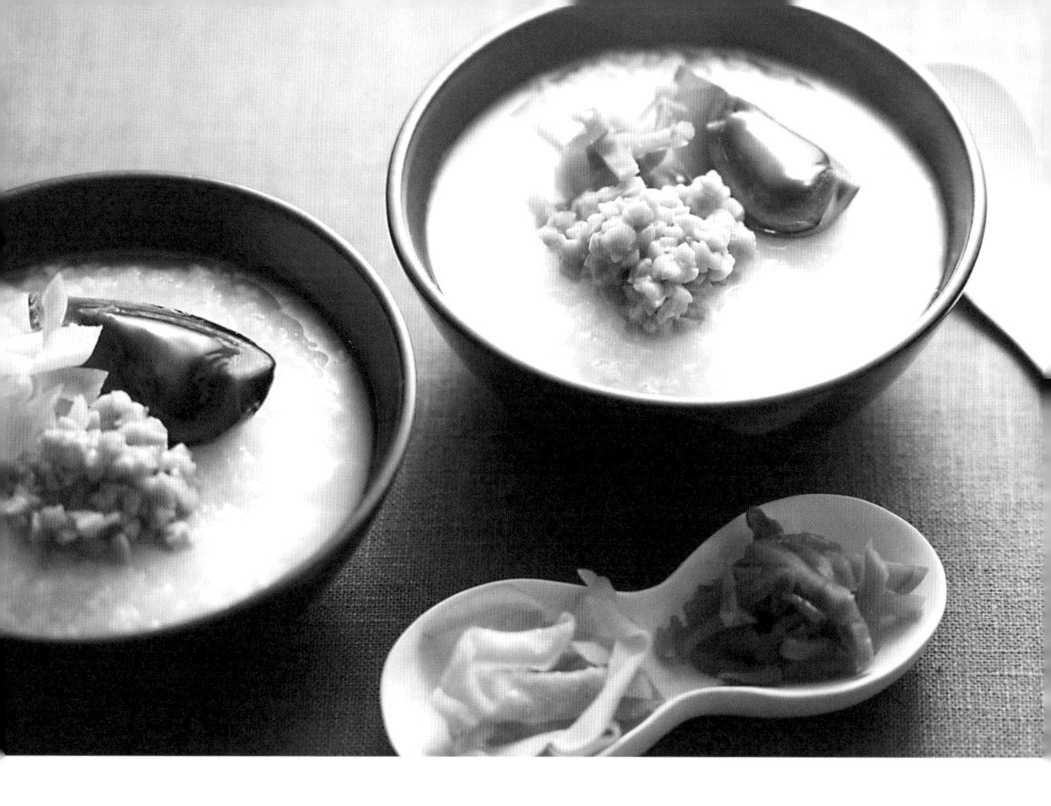

納豆おかゆ

ザーサイと納豆の相性抜群！
カリカリのワンタンの食感が食欲をそそります。

材料（2人分）

ひきわり納豆…1パック
ごはん…200g
水…300cc
ピータン…1／2個
ザーサイ…適宜
ワンタンの皮…5枚
揚げ油…適量

作り方

❶ 鍋に水を入れ火にかけごはんを加えほぐし、沸騰したら蓋をずらして弱火で煮る。
❷ ひきわり納豆はボウルに入れて混ぜ、タレを加え混ぜる。
❸ ピータンは水の中でふやかし、もみ殻と泥を洗い落として殻から取り出し4等分に切る。
❹ ザーサイは細切りに、ワンタンの皮は細切りにして油でサッと揚げる。
❺ 茶碗に①のおかゆを盛り付け、②、③、④をのせ混ぜる。

納豆茶漬け3種

栄養価の高い納豆茶漬けは、
さらさらっと手軽に楽しめます。

納豆のぬか漬け茶漬け

材料（1人分）

納豆…1パック
ごはん…茶碗1杯
キュウリのぬか漬け…1／3本
キャベツのぬか漬け…適量
ほうじ茶…適量
白ゴマ…適宜

作り方

❶ 納豆はボウルに入れ糸を引くまでよく混ぜる。
❷ ぬか漬けはぬかを洗い流し、キュウリは薄切り、キャベツは細かく切る。
❸ ごはんをよそい、①、②をのせほうじ茶をかけ白ゴマをふる。

納豆茶漬け

材料（1人分）

納豆…1パック
タレ…1袋
ごはん…茶碗1杯
三つ葉…2本
塩昆布…適宜
ワサビ…適宜
・出汁
昆布…1cm幅3本
カツオ節…3g
熱湯…180cc

作り方

❶ 納豆はボウルに入れ糸を引くまでよく混ぜる。
❷ 昆布は1cm幅に3本切る。三つ葉は3cm長さに切る。
❸ 急須に②の昆布とカツオ節を入れ熱湯を注ぎ2～3分置く。
❹ 茶碗にごはんをよそい急須で③の出汁を注ぎ入れ、①の納豆、三つ葉、塩昆布をのせワサビを添える。

納豆牛乳茶漬け

材料（1人分）

納豆…1パック
ごはん…茶碗1杯
牛乳（または豆乳）…150cc
長ネギ…5cm

作り方

❶ 納豆はボウルに入れ糸を引くまでよく混ぜ、タレを加え混ぜる。
❷ 長ネギは薄い小口切りに、牛乳は温める。
❸ ごはんをよそい牛乳を注ぎ、納豆をのせ長ネギを添える。

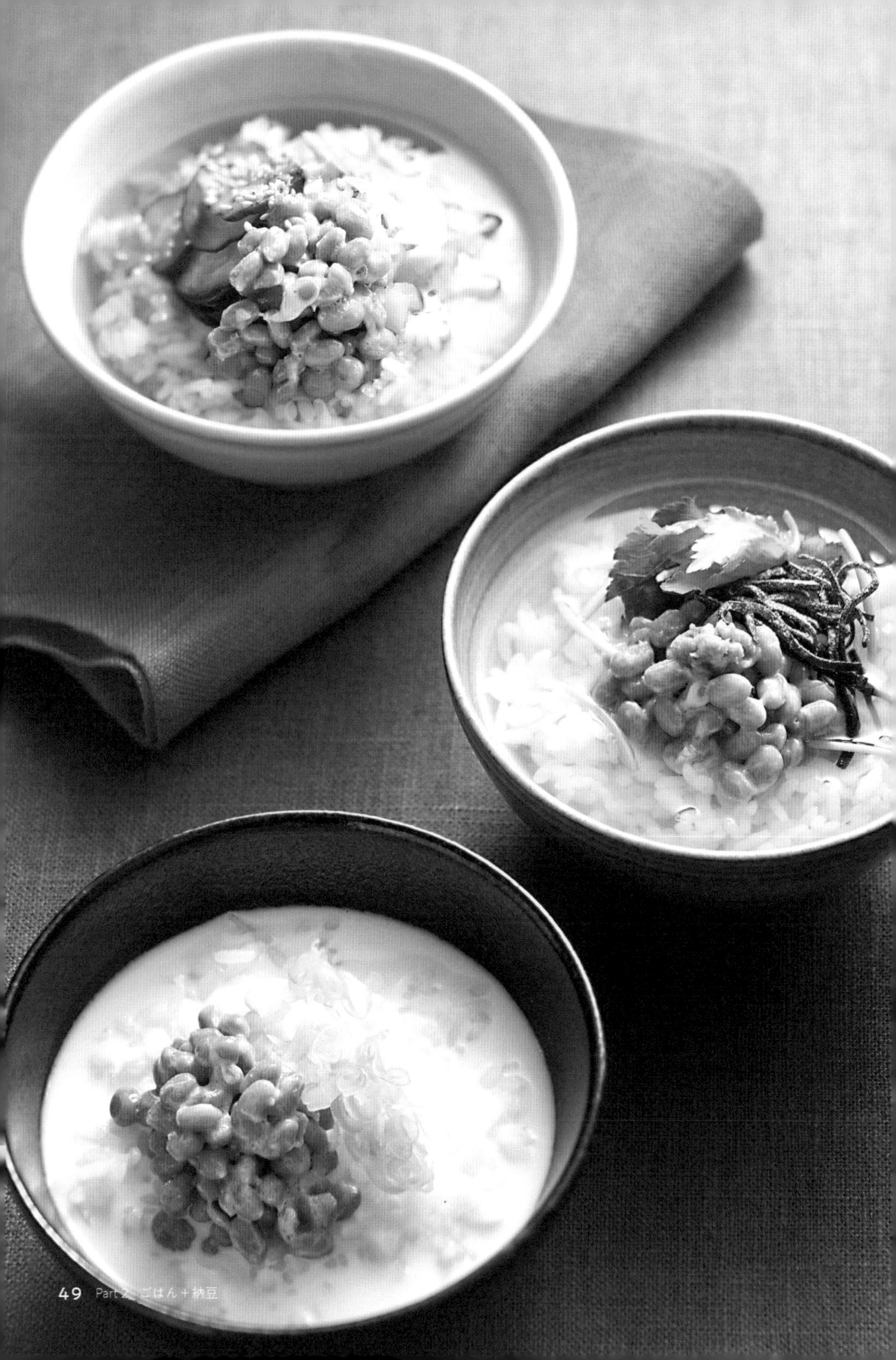

納豆の手巻き色々

どんな具材とも相性抜群！
納豆ダレがそれぞれの旨味を引き出します。

材料
（米2合分／約4人分）

ひきわり納豆…2パック
タレ…2袋
キュウリ…1本
厚焼き玉子…適量
カニカマ…4本
カイワレ…1／2パック
マグロ…1柵
大葉…4枚
沢庵…適量
醤油…適量
ワサビ…適宜
焼きのり…適量
炊きたてごはん…2合

・すし酢

酢…大さじ3強
砂糖…大さじ2
塩…小さじ1と1／2
白ごま…適宜

作り方

❶ 小ボウルにすし酢の材料を合わせ、ごはん全体に回しかけてきるように混ぜてすし飯をつくる。

❷ 納豆はボウルに入れ糸を引くまでよく混ぜ、タレを加え混ぜる。

❸ それぞれの具材を巻きやすいサイズに切る。

❹ 焼きのりに①のすし飯をのせ②、③の具材をのせて巻く。好みで醤油、ワサビを添える。

ひきわり納豆

ひきわり納豆は砕いた大豆を発酵させたもの。秋田県など北東北で古くから作られていた糸引き納豆の一種。つぶ納豆に比べて骨を丈夫にするビタミンKが豊富に含まれ、消化にも良いとされる。

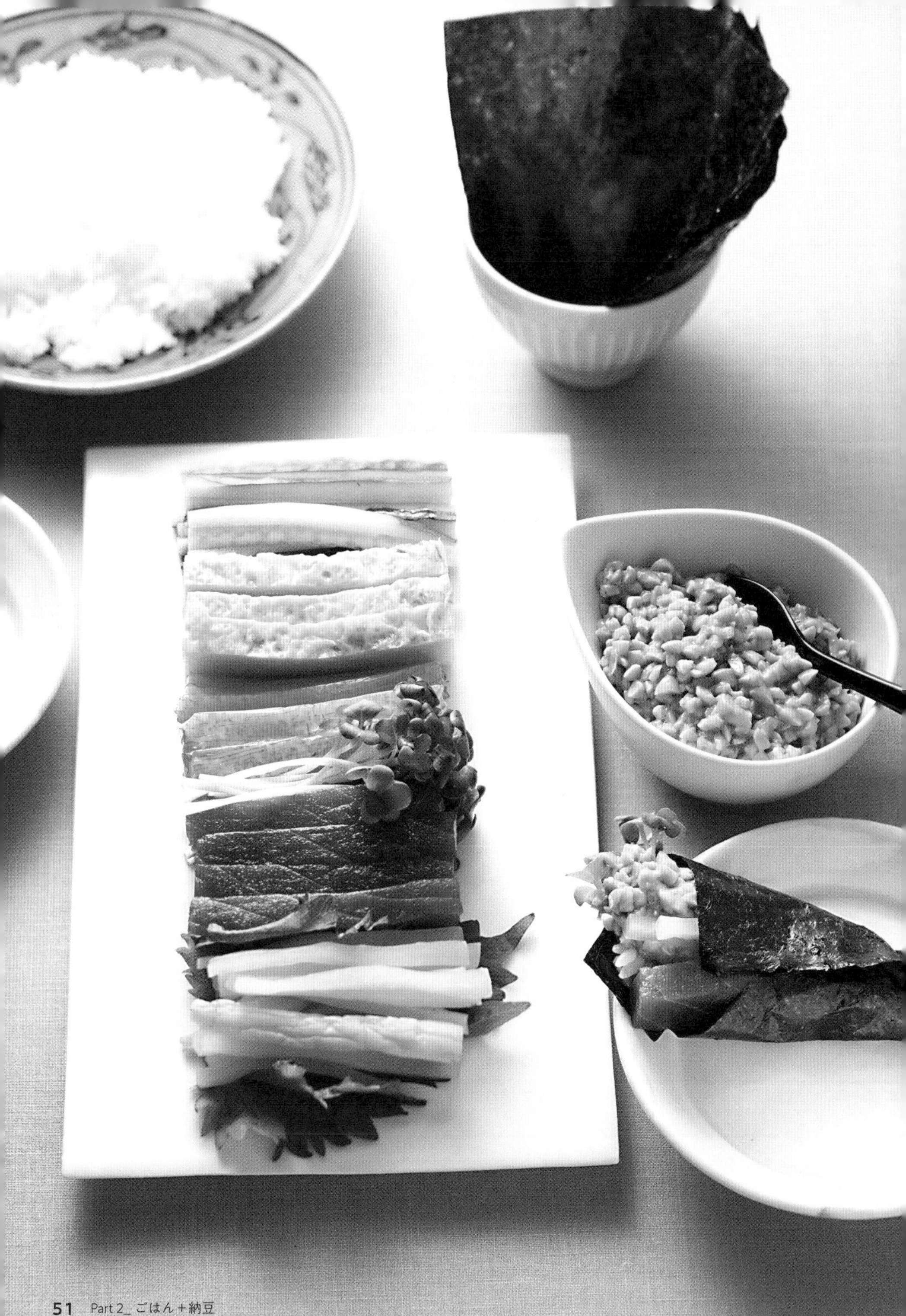

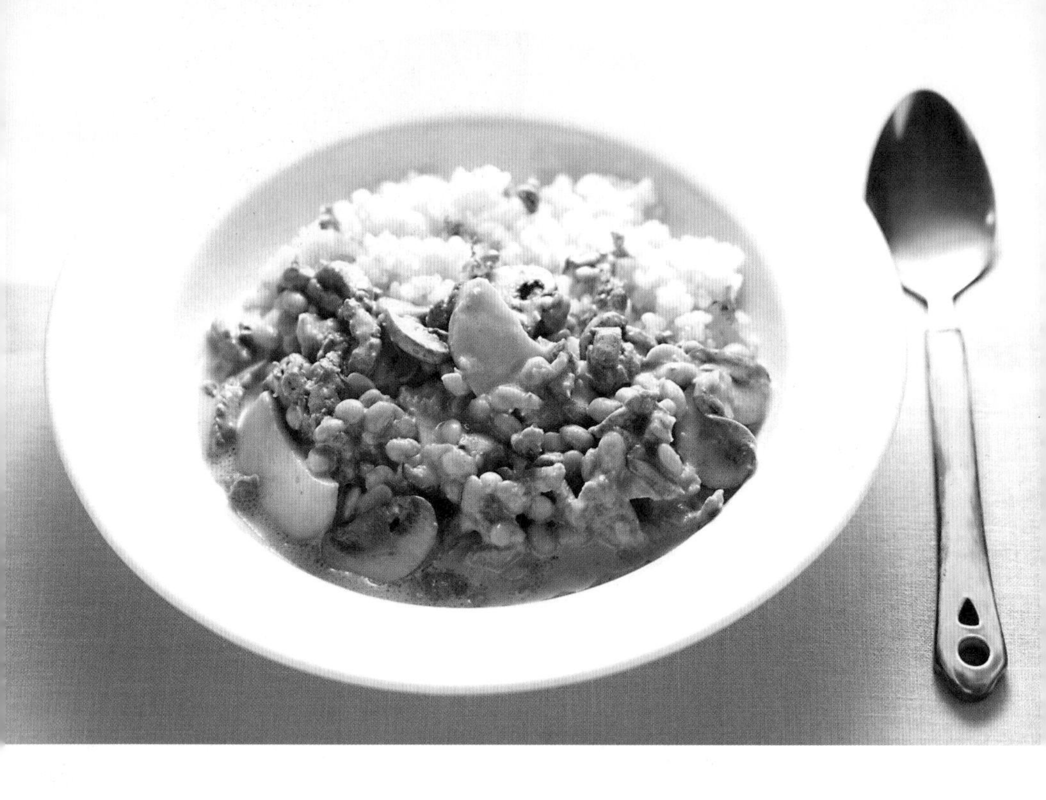

納豆のビーフストロガノフ

納豆とビーフストロガノフが絶妙にマッチ！
食物繊維豊富な玄米でいただきます。

材料（2人分）

納豆…1パック
牛ロース肉（厚切り）…150g
エリンギ…1本
マッシュルーム…2個
サワークリーム…大さじ2
牛乳…大さじ3
塩、コショウ…各少々
オリーブ油…小さじ2
玄米ごはん…適量
パセリ…適宜

作り方

❶ 納豆をボウルに入れ糸を引くまでよく混ぜる。

❷ 牛ロース肉は塩、コショウをふり細切りに、エリンギは縦半分に切って薄切りに、マッシュルームは3mmの薄切りにする。

❸ フライパンに油を熱し牛ロース肉を入れ肉の色が変わるまで炒めたら皿に取り出す。そのままのフライパンにエリンギ、マッシュルームを加え炒める。

❹ 牛ロース肉をフライパンに戻し入れサワークリーム、牛乳を加え混ぜる。

❺ ①の納豆を加えトロッとしてきたら塩、コショウで味を調える。

❻ 皿にごはんをよそい④のビーフストロガノフをかけ、パセリを散らす。

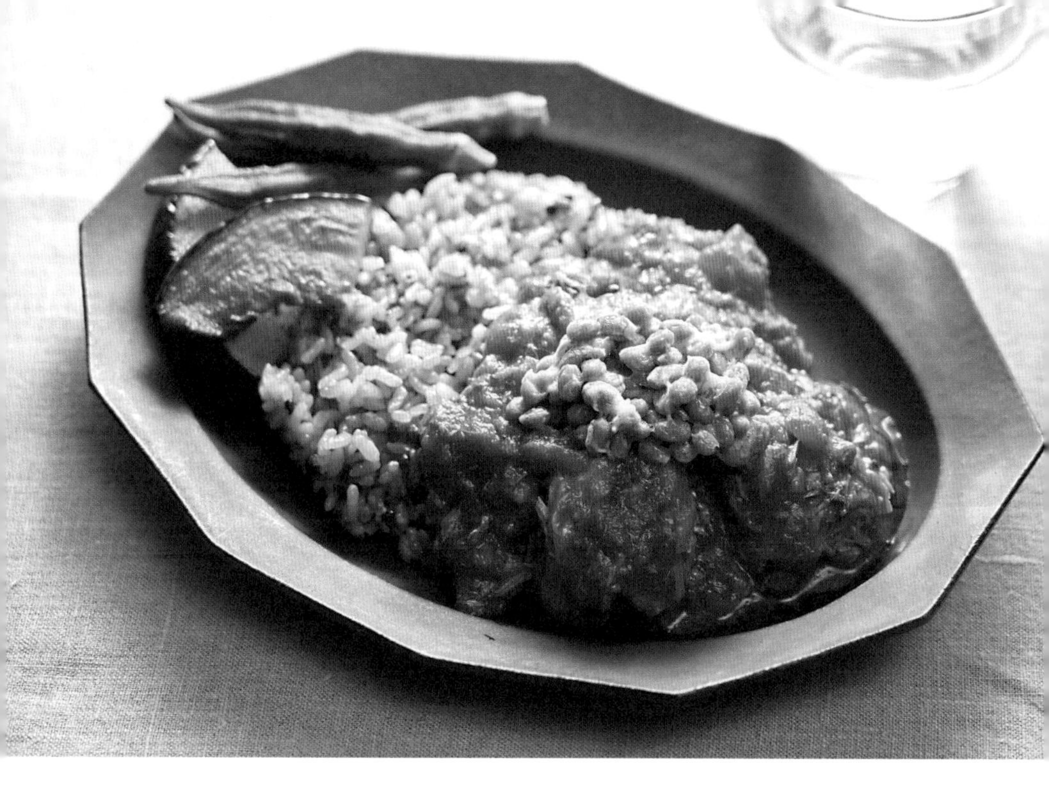

サバ缶カレー納豆のトッピングと

栄養価の高いサバ缶カレーに納豆を添えて。ビタミン、ミネラル豊富な五穀米でどうぞ。

材料（2人分）

納豆…１パック
サバ水煮缶…1缶
トマト水煮缶…1缶
カレー粉…大さじ1強
コンソメ顆粒
…小さじ2
五穀米ごはん…適量
カボチャ…適宜
オクラ…適宜
オリーブ油…大さじ1

作り方

❶ 納豆をボウルに入れ糸を引くまでよく混ぜる。

❷ 鍋にサバ、トマトの水煮を入れ約4分、トマトがトロッとするぐらいまで炒める。

❸ ②にカレー粉、コンソメ顆粒を入れ炒め合わせ火を止める。

❹ フライパンにオリーブ油を熱し、カボチャ、オクラを入れ蓋をして蒸し焼きにする。

❺ ごはんをよそい③のカレーをかけ、④を添え①の納豆をのせる。

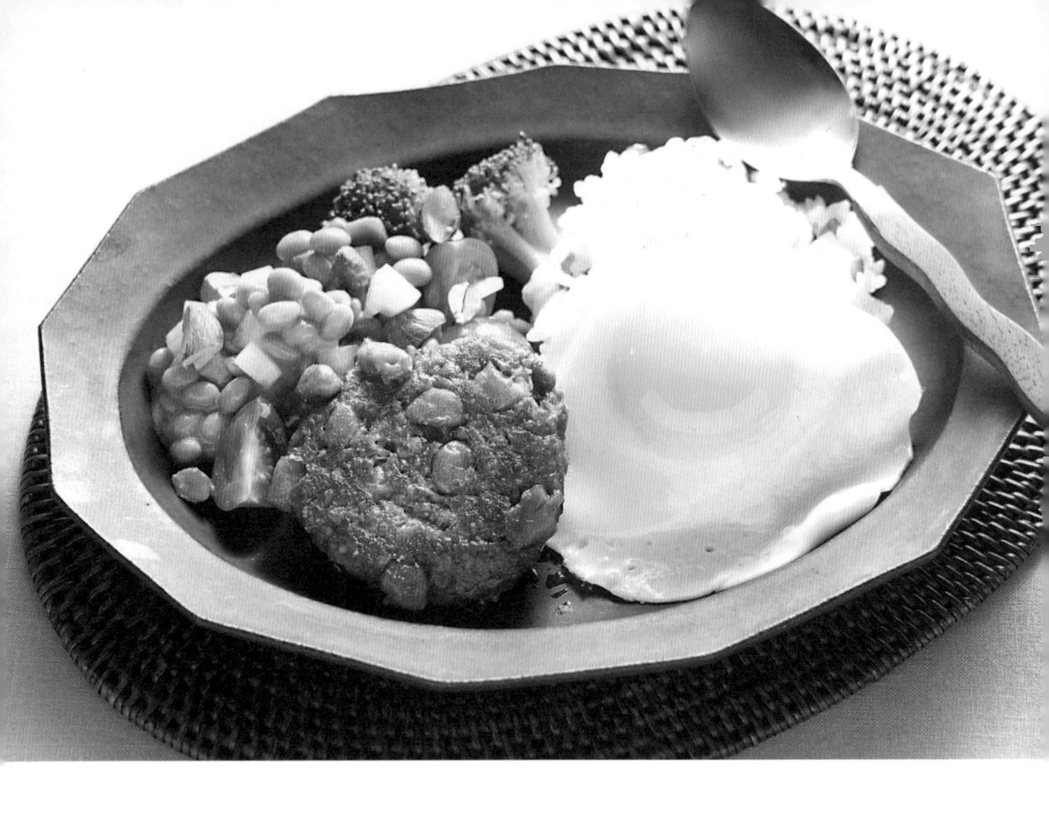

納豆ハンバーグのロコモコ丼

目玉焼きとハンバーグに納豆をプラス！
食物繊維豊富なアーモンドを散らしていただきます。

材料（1人分）

納豆大粒…1パック
ひき肉（合いびき）…60g
タマネギ…20g
・**調味料A**
　パン粉…小さじ2
　牛乳…小さじ2
　ナツメグ…少々
　塩、コショウ…各少々
卵…1個
プチトマト…2個
ピーマン…1／2個
セロリ…5cm
ブロッコリー…2房
アーモンド…適宜
こめ油…小さじ2
フレンチドレッシング…大さじ2
もち麦入りごはん…適量

作り方

❶ タマネギはみじん切りに、プチトマトは4等分に、ピーマン、セロリは5mm角に切る。ブロッコリーは小房に分け茹でる。

❷ 納豆を半分に分け、一方はフレンチドレッシング（P.33参照）を入れて混ぜ合わせプチトマト、ピーマン、セロリを加え混ぜる。

❸ ボウルにひき肉、タマネギ、Aの材料を順に加え（パン粉は牛乳に浸す）残りの1／2量の納豆を加え、粘りが出るまでよくこねて1つにまとめ、手の平に打ち付けて空気を抜き楕円形にまとめ真ん中をくぼませる。フライパンに油を熱し肉を入れ両面焼く。

❹ 肉を取り出し卵を割り入れ好みの固さの目玉焼きを焼く。

❺ 皿にごはんをよそい②、③、④を盛り付け砕いたアーモンドを散らす。

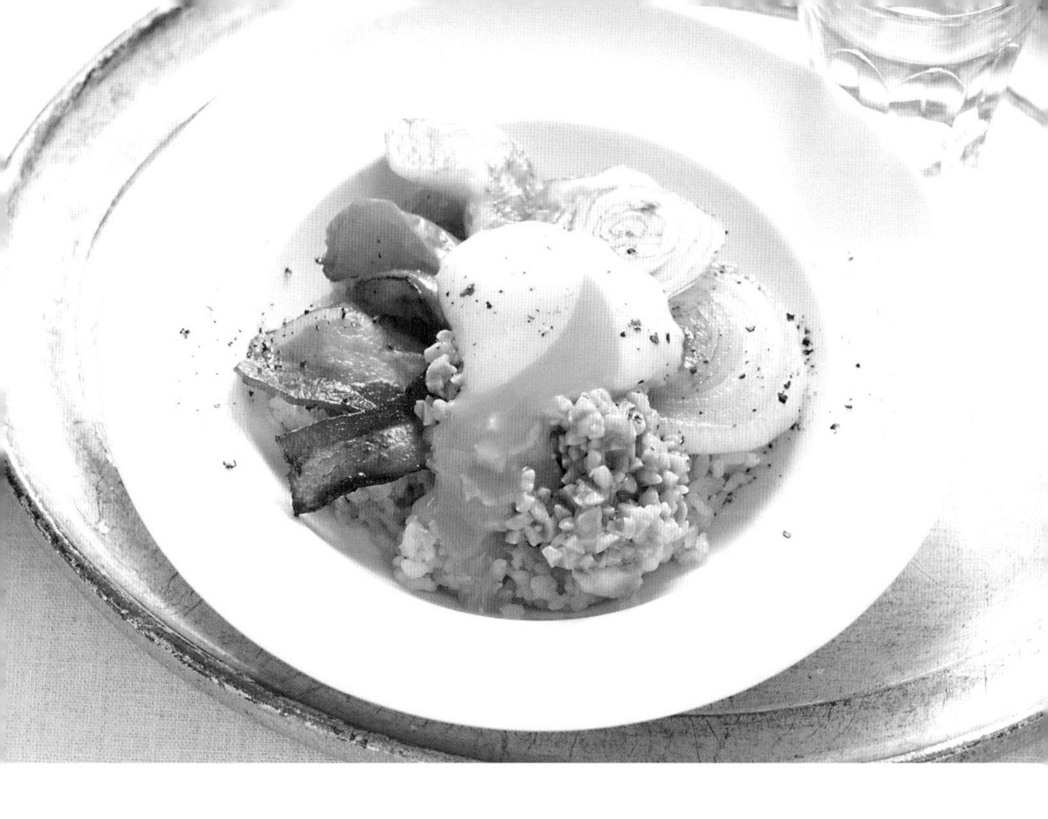

納豆のイングリッシュブレックファースト風

焼いた食材と納豆にリンゴの甘味がよく合います。
胃腸を整えるリンゴは朝ごはんにピッタリです。

材料（2人分）

ひきわり納豆…1パック
タレ、辛子…各1袋
酢…少々
ベーコン…2枚
トマト…1／2個
リンゴ…2切れ
タマネギ…2切れ
卵…2個
バター…小さじ1
酢…大さじ2
水…適量
玄米ごはん…適量

作り方

❶ 納豆をボウルに入れ糸を引くまでよく混ぜ、タレ、辛子、酢を加え混ぜる

❷ トマトはくし形切りに、タマネギは5mm幅の輪切りにする。リンゴはくし形に切り皮をむく。

❸ フライパンを熱しベーコン、トマトを入れ、空いたスペースにバターをしきリンゴ、タマネギを並べ入れ焼く。ベーコンが焼きあがったら脂をきる。

❹ ポーチドエッグを作る。小さなボウルに卵を割り入れ、小鍋に水を入れ沸騰したら酢を加え、菜箸を回して渦を作り渦の真ん中に卵を落とす。2分半ほどしたら冷水に取り出す。

❺ 皿にごはんをよそい③、①のひきわり納豆を盛り付け④のポーチドエッグをのせる。

かつおと納豆の手こね寿司

筋トレ後のたんぱく質補給に。
たっぷりの薬味で混ぜ込むのがポイントです！

材料（2人分）

納豆…1パック
カツオ（刺身用）…10切れ
醤油…大さじ2
砂糖…小さじ1弱
大葉…2～3枚
ミョウガ…2本
ショウガ…半かけ
白ゴマ…適宜
炊きたてごはん…400g

・すし酢

酢…大さじ1と1／2
砂糖…大さじ1
塩…小さじ1／2

作り方

❶ ビニール袋にカツオを入れ醤油、砂糖を入れてよく絡め冷蔵庫で15分ほど漬ける。

❷ 納豆はボウルに入れ糸を引くまでよく混ぜ、タレを加え混ぜる。

❸ 大葉は3枚重ねてくるくると巻き端から細切りに、ショウガはみじん切りに、ミョウガは細切りにする。

❹ バットに炊きたてごはんを広げ入れ、すし酢を全体に回しかけてきるように混ぜ、大葉、ミョウガ、ショウガ、白ゴマを加え混ぜ合わせる。

❺ ④を大皿に盛り①のカツオを盛り付け②の納豆をかけ白ゴマをふる。

納豆＝糸引き納豆

納豆は大豆を納豆菌（枯草菌）によって発酵させたもの。日本全国の食品売り場で容易に手に入れることができる。豆粒の大きさには「大粒」「中粒」「小粒」などがある。また、使用する豆の種類もいろいろあり、「黄大豆」の他、「青大豆」「黒大豆」「赤大豆」「茶大豆」があり、大豆の違いで違う味が愉しめる。
※納豆菌は稲わら、麦わら、枯れ草に存在する菌

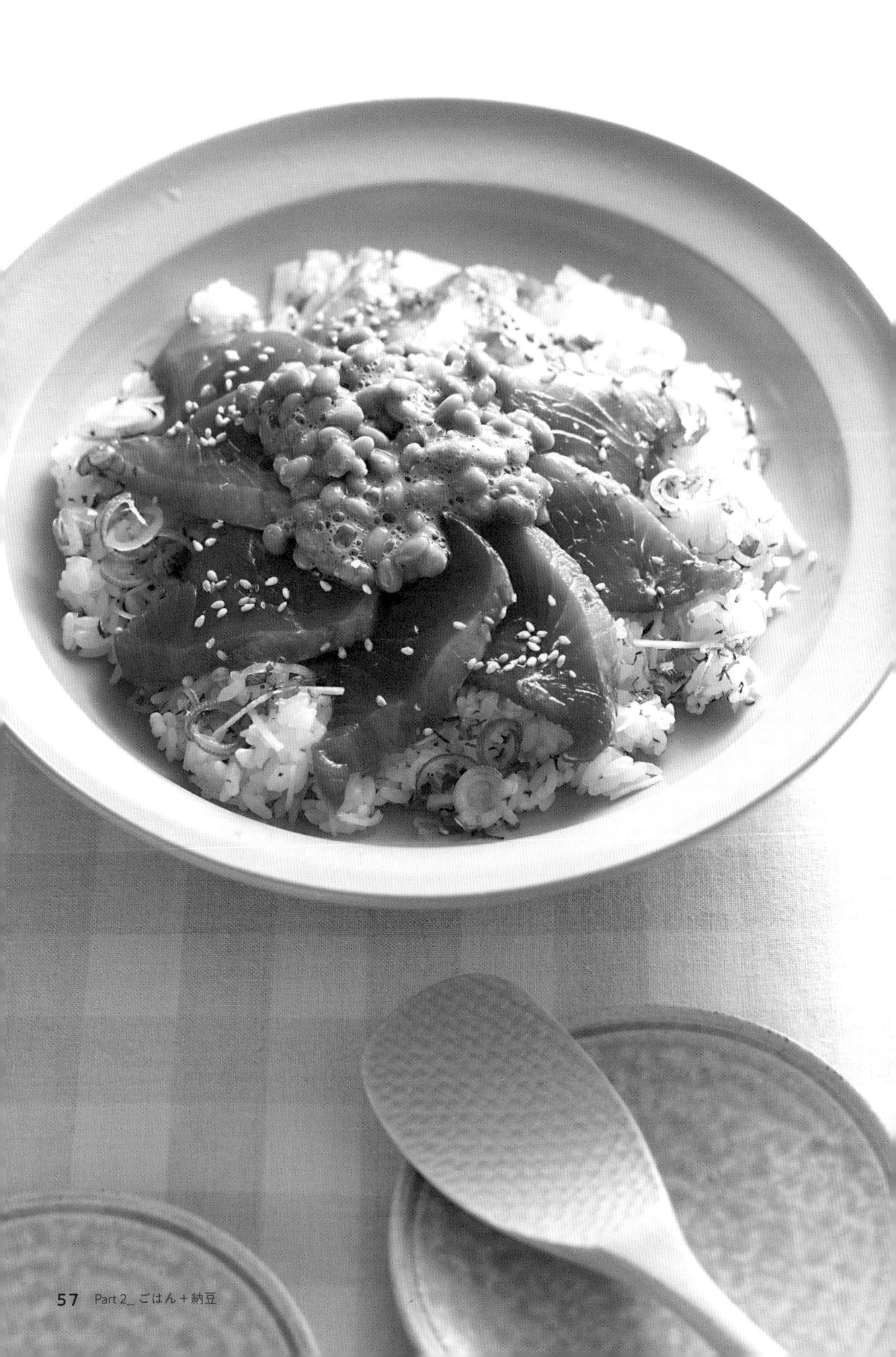

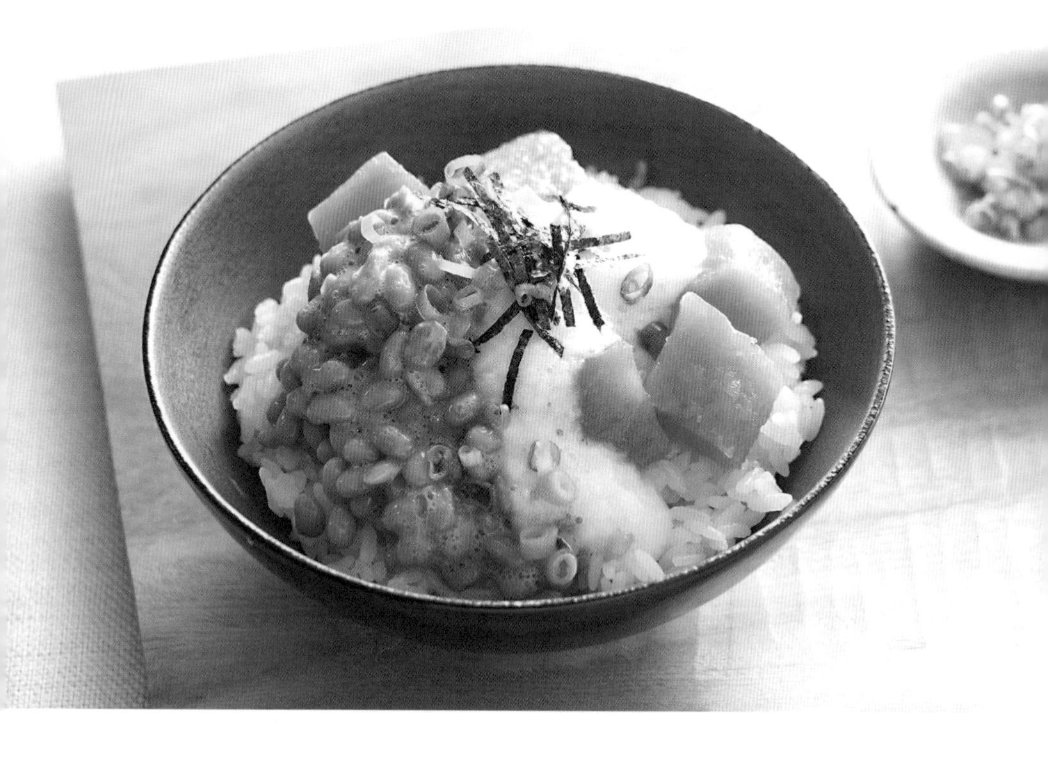

納豆とまぐろの山かけ丼

鉄分豊富なまぐろにに消化の良い納豆と長いもを添えて、腸内環境を整えましょう。

材料（1人分）

納豆…1パック
タレ…1袋
ごはん…茶碗1杯
マグロ（刺身用）…適量
長イモ…60g
白出汁…適量
万能ネギ…2本
刻みのり…適宜

作り方

❶ 納豆はボウルに入れ糸を引くまでよく混ぜ、タレを加え混ぜる。

❷ マグロは2cm角に、万能ネギは小口切りにする。

❸ 長イモは皮をむきすりおろし、白出汁を入れ混ぜ合わせる。

❹ ごはんをよそい②のマグロをのせ①の納豆、③をかけネギ、刻みのりを散らす。

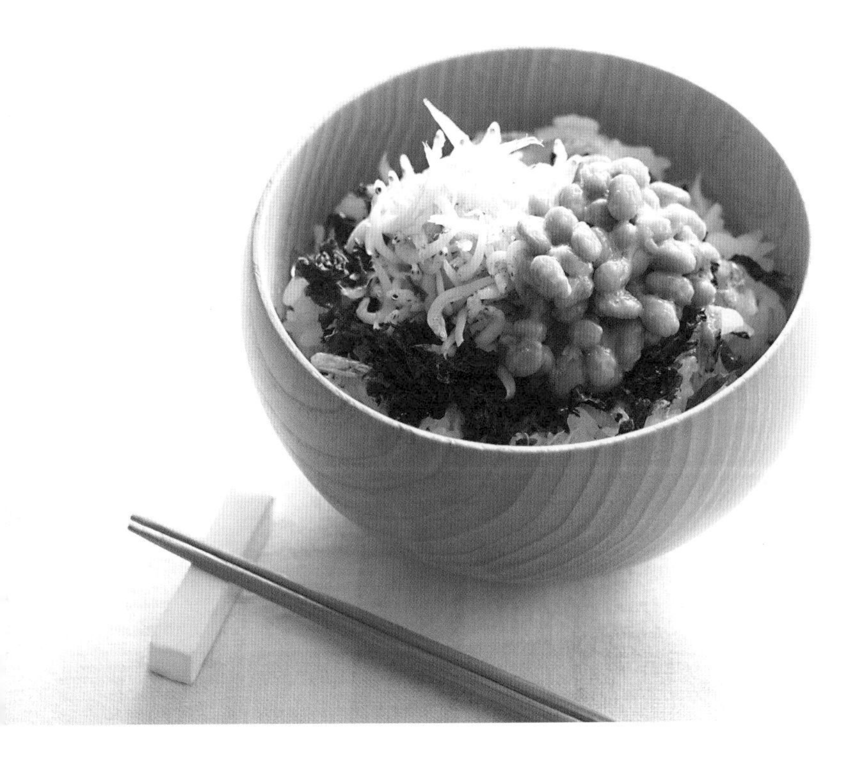

しらすの納豆丼

サクラエビの炊き込みご飯にしらすと納豆。
磯の香りと見た目の彩りが愉しめます。

材料（2人分）

納豆…1パック
タレ…1袋
釜揚シラス…適量
焼きのり…適量

・サクラエビの炊き込みご飯（米2合分／約4人分）

米…2合
干しサクラエビ…5g
油揚げ…1枚
水…２合のメモリまで
酒…大さじ1
醤油…小さじ1
塩…小さじ1／2

作り方

❶ 納豆はボウルに入れ糸を引くまでよく混ぜ、タレを加えて混ぜる。

❷ 米を洗い炊飯器に入れ、2合のメモリまで水を入れ干しサクラエビを加え30分ほど吸水する。

❸ 油揚げはザルに並べ入れ熱湯を回しかけ油抜きをし、水気を絞り細かく切る。

❹ ②に酒、醤油、塩を加え③の油揚げを入れ軽く混ぜ、スイッチを入れ米を炊く。

❺ ④を茶碗によそい焼きのりを揉んでのせ、釜揚げシラス、①の納豆をのせる。

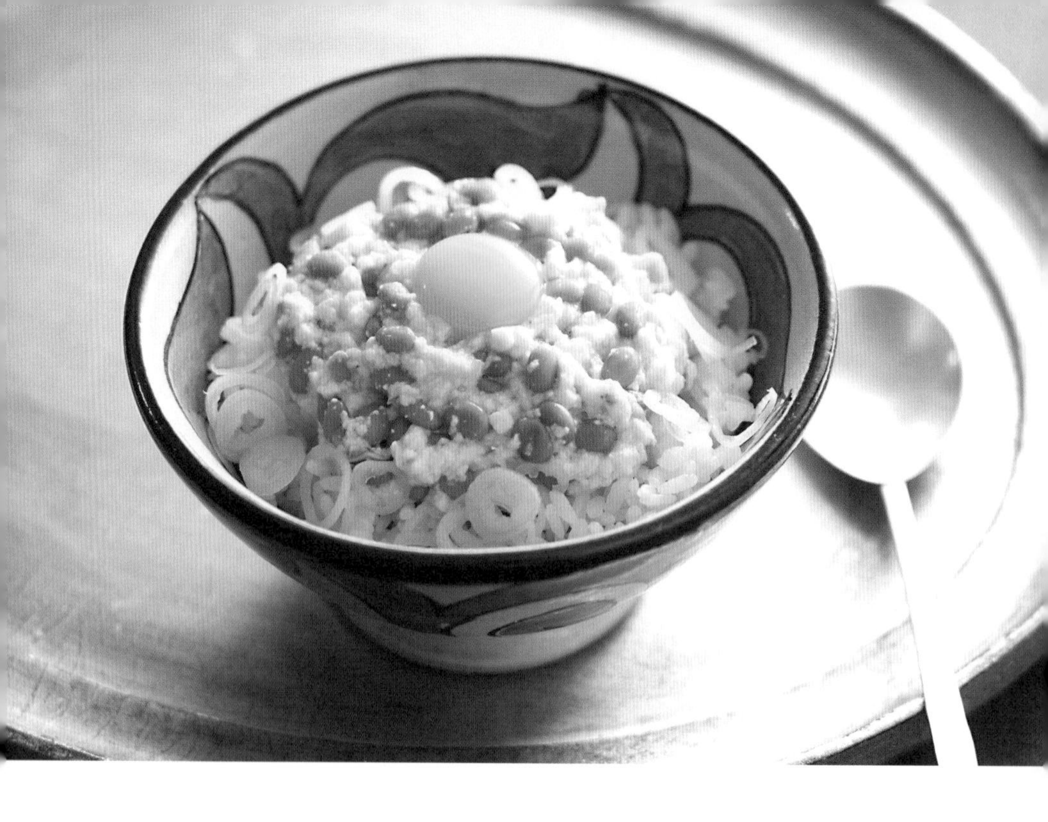

ふわふわ納豆丼

納豆と豆腐を混ぜるだけ！
ふわふわで口当たりの良いヘルシー丼です。

材料（1人分）

納豆…1パック
タレ…1袋
ごはん…1杯
豆腐…半丁
うずらの卵…1個
長ネギ…1／3本

作り方

❶ 納豆をボウルに入れ糸を引くまでよく混ぜ、豆腐をくずしながら加え混ぜ、タレを加え混ぜる。

❷ ごはんをよそい、長ネギを散らし①の納豆をかけうずらの卵を割ってのせる。

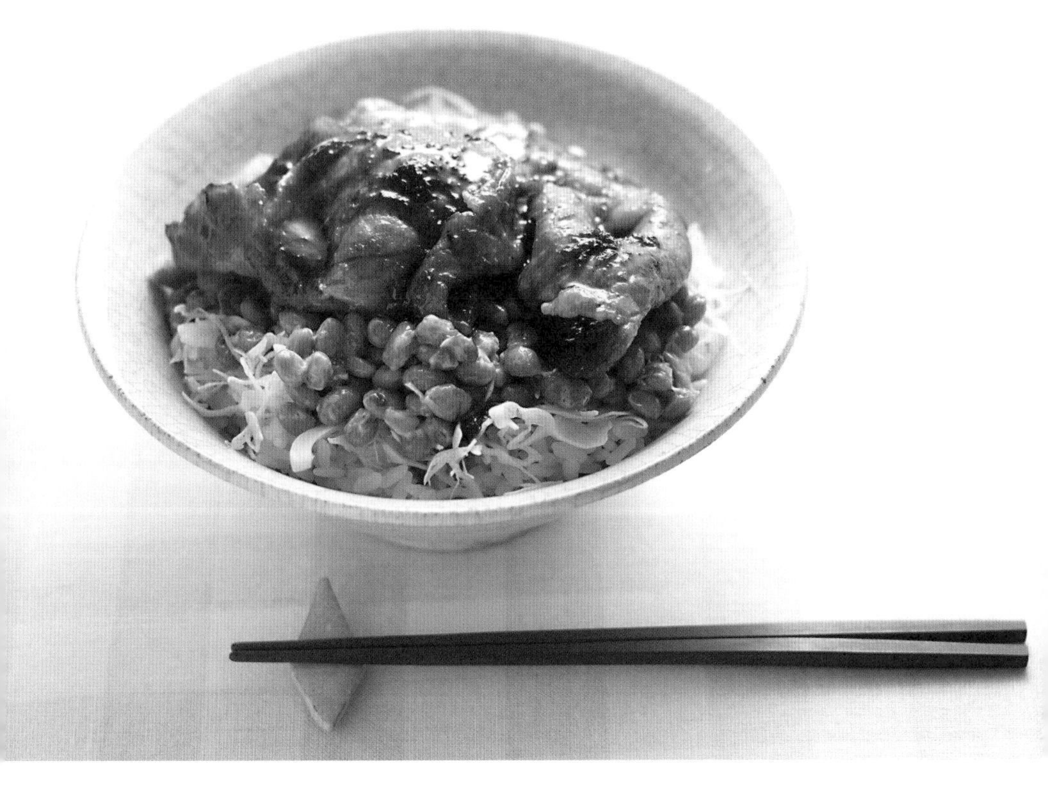

生姜焼き納豆丼

栄養と旨味がぎっしり！
生姜の香りが食欲をそそります。

材料（1人分）

納豆…1パック

タレ…1袋

豚ロース肉（生姜焼き用）…4枚

ごはん…1杯

米粉…小さじ1

キャベツ…適量

こめ油…大さじ1

・調味料A

- 醤油…大さじ1
- 酒…大さじ1
- みりん…大さじ1
- 砂糖…小さじ1／2
- ショウガ…小さじ1（すりおろしたもの）

作り方

❶ 納豆はボウルに入れ糸を引くまでよく混ぜ、タレを加え混ぜる。

❷ 豚ロース肉全体に米粉を薄くまぶす。キャベツは千切りにする。

❸ フライパンに油を熱し②の肉を並べ入れ両面焼き色をつける。

❹ Aの調味料をボウルに混ぜ合わせ回しかけ、肉にからませる。

❺ ごはんをよそい②のキャベツ、①の納豆をのせ、④の肉を盛り残っているタレを回しかける。

Recipe Part 3

米粉パン

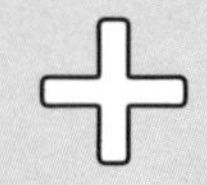

納豆

おいしいパンがあれば。
お気に入りのパンの具材があるなら、納豆を加えてみませんか。
手の込んだ料理がなくても、豊かな気持ちになります。

納豆トースト

栄養たっぷりでお腹も大満足！ セサミン豊富な白ゴマをふりかけてトーストします。

材料（1人分）

納豆…1パック
食パン（米粉）…1枚
白ゴマ…小さじ1
バター…適量
マヨネーズ…適量

作り方

❶ 納豆はボウルに入れ糸を引くまでよく混ぜ、タレ、辛子を加え混ぜる。
❷ 食パンにバター、マヨネーズを塗り①の納豆を広げのせてゴマをふり、オーブントースターで4分ほど焼く。パセリを添える。

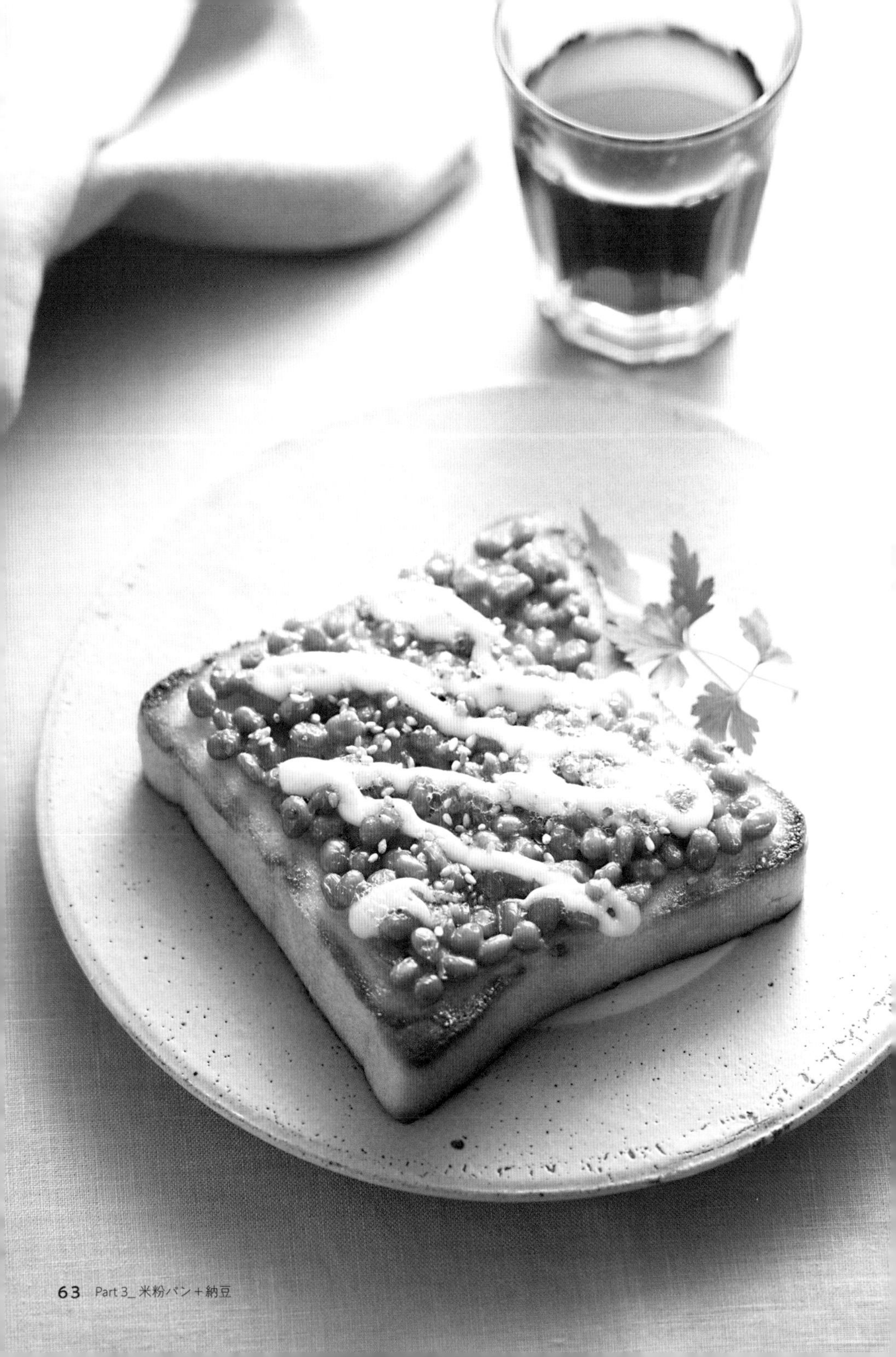

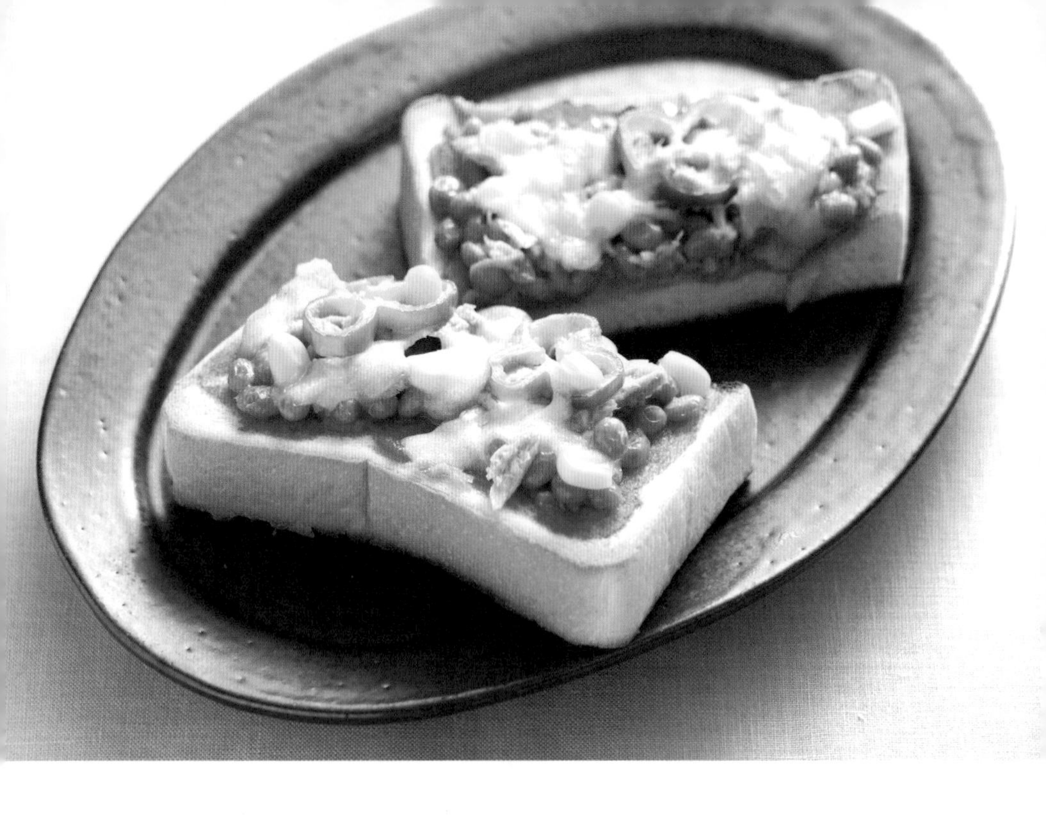

納豆ピザトースト

お好みの具材を合わせるだけ。
納豆とチーズが旨味を引き出します。

材料（1人分）

納豆…1パック
食パン（米粉）…1枚
ツナ缶…1／2缶
コーン…小さじ1
ピーマン…3切れ
ピザソース…適量
ピザ用チーズ…適量

作り方

❶ 納豆をボウルに入れ糸を引くまでよく混ぜ、ツナを加えタレ、辛子を加え混ぜる。
❷ 食パンにピザソースを塗り①の納豆、コーン、ピーマンをのせる。
❸ チーズを全体に散らしオーブントースターで4分ほど焼く。

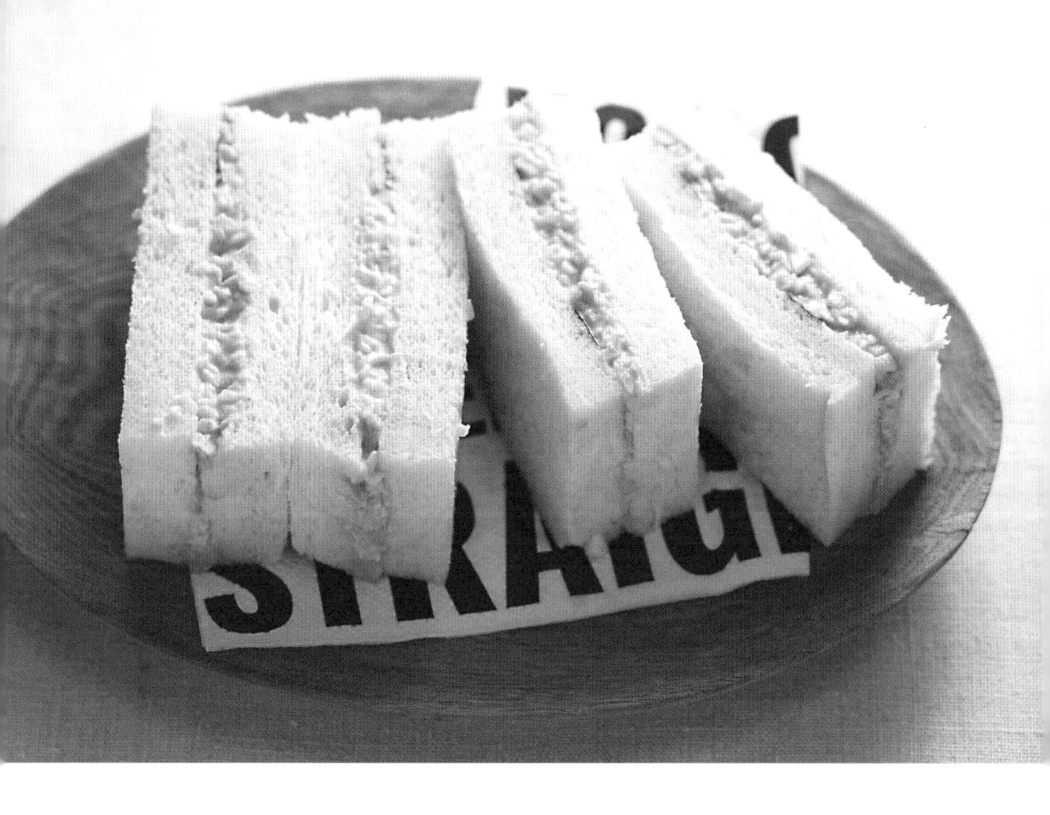

茹で卵の納豆サンド 厚切りパンで

茹で卵に納豆を合わせた、手軽で栄養価の高い一品。お弁当にもどうぞ。

材料（1人分）

ひきわり納豆…1パック
茹で卵…1個
バジル…2枚
食パン（米粉）…6枚切り4枚
バター…適量
マヨネーズ…大さじ2
塩、コショウ…各少々

作り方

❶ 鍋に水を入れ卵を静かに入れ火にかけ、沸騰したら火を中火にして約12分（固茹で）茹で、すぐに冷水につけ殻をむきフォークで潰す。

❷ 納豆をボウルに入れ糸を引くまでよく混ぜ①の茹で卵、細かくちぎったバジル、マヨネーズ、塩、コショウを加え混ぜる。

❸ パンの片側にバターを薄く塗り②を全体に広げのせもう1枚のパンで挟む。

3種の納豆サンドイッチ

のり、チーズ、ツナと納豆のサンドイッチ。味と食感がクセになります。

納豆とのりのサンドイッチ

材料（2人分）

納豆…1パック

タレ…1袋

カツオ節…適量

焼きのり…適量

サンドイッチパン（米粉）…2枚

バター…適量

マヨネーズ…小さじ2

作り方

❶ 納豆をボウルに入れ糸を引くまでよく混ぜ、タレ、カツオ節を加え混ぜる。

❷ サンドイッチパンの片側にバターを薄く塗り両面にマヨネーズを塗る。

❸ 片面に①の納豆を全体に広げ塗り焼きのりをのせ、もう片方のパンで挟む。

スライスチーズと納豆サンド

材料（2人分）

納豆…1パック

辛子…1袋

塩…少々

スライスチーズ…1枚

サンドイッチパン（米粉）…2枚

バター…適量

マヨネーズ…小さじ2

作り方

❶ 納豆をボウルに入れ糸を引くまでよく混ぜ、辛子、塩を加え混ぜる。

❷ サンドイッチパンの片側にバターを薄く塗り両面にマヨネーズを塗る。

❸ 片面に①の納豆を全体に広げ塗りスライスチーズをのせ、もう片方のパンで挟む。

ツナ納豆サンドイッチ

材料（2人分）

ひきわり納豆…1パック

ツナ缶…小1缶

タマネギ…大さじ1

リーフレタス…適量

パセリ…適量

フランスパン（米粉）…薄切り4枚

バター…適量

マヨネーズ…小さじ4

ラディッシュ、チャービル…各適宜

作り方

❶ タマネギ、パセリはみじん切り、リーフレタスは食べやすい大きさにちぎる。

❷ ひきわり納豆をボウルに入れ糸を引くまでよく混ぜ、①のタマネギ、パセリを加えマヨネーズ（小さじ1）を加えて混ぜる。

❸ フランスパンの片側にバターを塗り両面に薄くマヨネーズを塗る。

❹ 片面に①のリーフレタスをしきツナをのせ、②の納豆を全体に広げ、もう片方のパンで挟む。ラディッシュ、チャービルを添える。

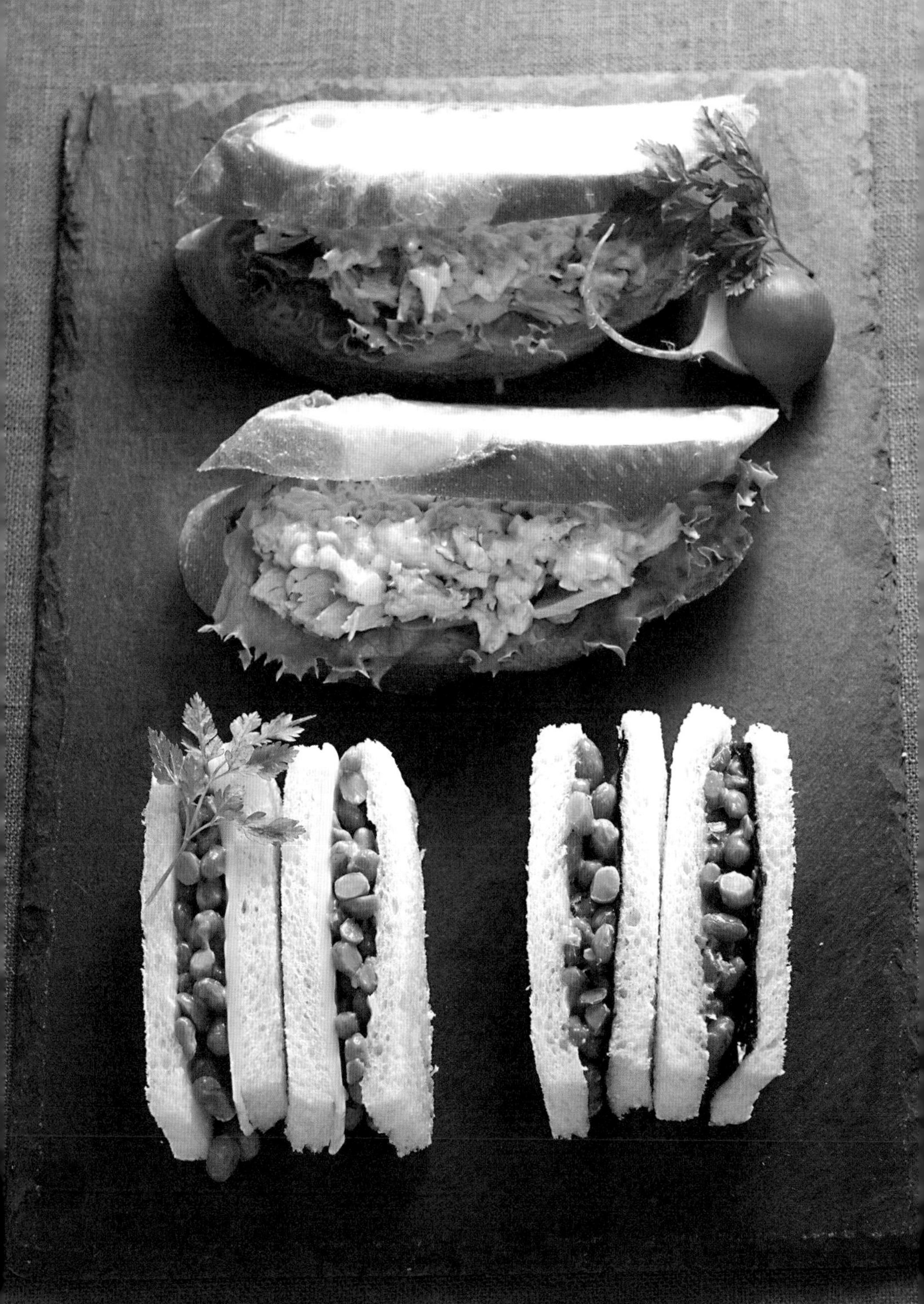

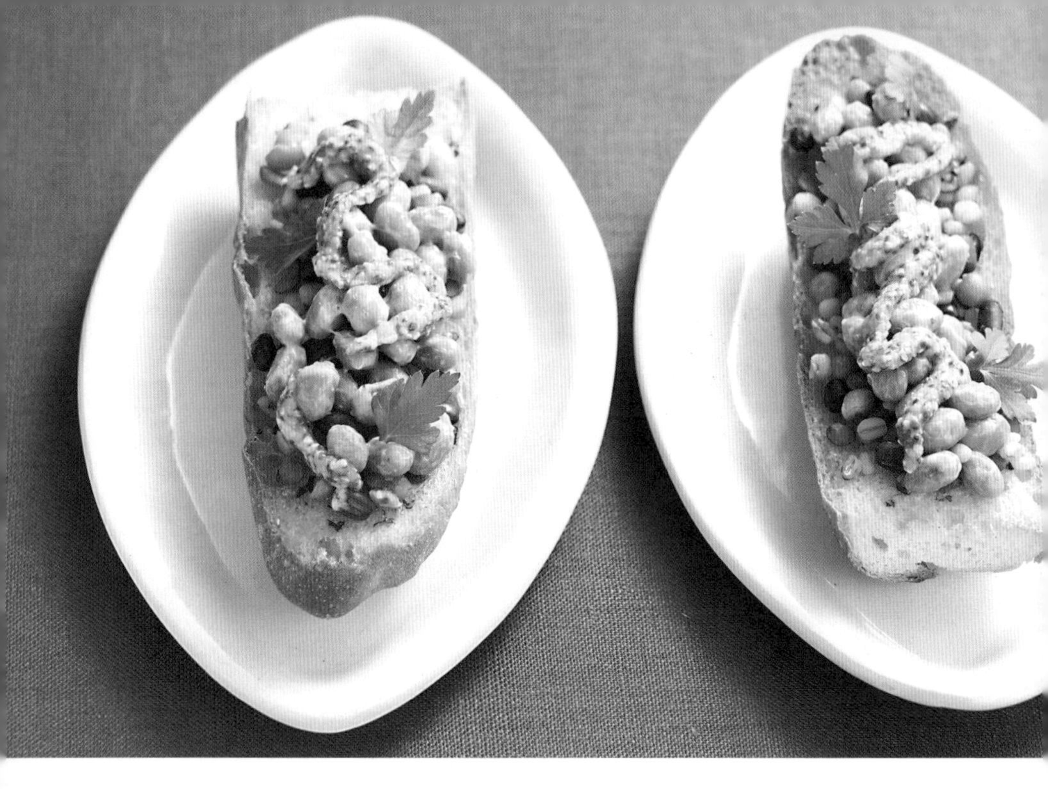

ガーリックトースト 納豆五穀のせ

手軽で栄養価の高いトースト。
あえて大粒の納豆を用いて食感を楽しんでみては？

材料（2人分）

納豆 大粒…1パック
蒸し五穀＆豆類…適量
イタリアンパセリ…適宜
バケット（米粉）…1／3本
バター…小さじ2
ニンニク…1／2片
パセリ…少々
粒マスタード…適量

作り方

❶ 納豆はボウルに入れ糸を引くまでよく混ぜ、タレを加え混ぜる。
❷ 小さなボウルにバター、みじん切りにしたニンニク、ちぎったパセリを加え混ぜる。
❸ バケットを横に半分に切り離し、②を全体に塗りトースターで軽く焼く。
❹ ③のバケットに蒸し五穀、豆類、①の納豆をのせマスタードをかける。

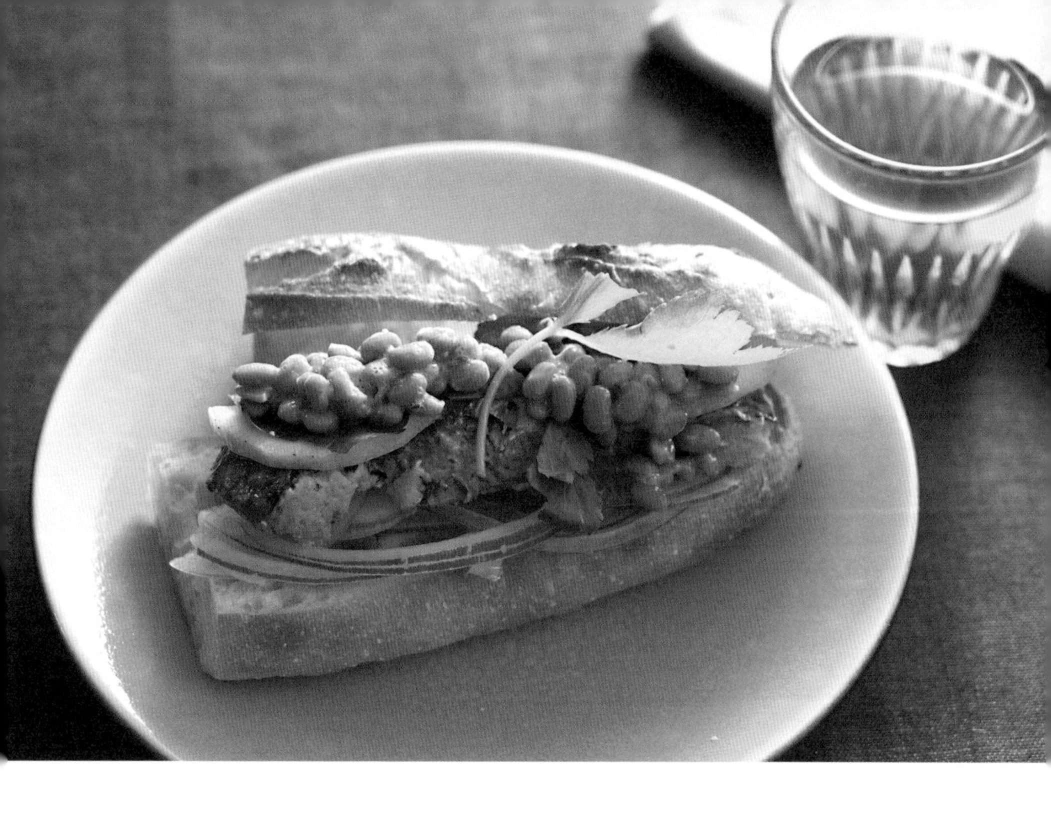

納豆サバサンド

サバと納豆が好相性。
お腹も満足、栄養満点のひと皿です。

材料（1人分）

納豆…1パック
タレ、辛子…各1袋
サバ水煮缶…1／2缶
紫タマネギ…少々
レモン…2切れ
三つ葉…適量
バケット（米粉）…1／2本
バター…小さじ1
マスタード…適宜
醤油…少々
レモン汁…小さじ1

作り方

❶ 納豆をボウルに入れ糸を引くまでよく混ぜ、タレ、辛子を加え混ぜる。
❷ サバは汁をきり醤油、レモン汁を回しかける。紫タマネギは薄切りに、三つ葉は3cm長さに切る。
❸ バケットは横に半分に切り、軽くトーストしてバター、マスタードを塗る。
❹ ③のバケットに①、②、レモンをはさむ。

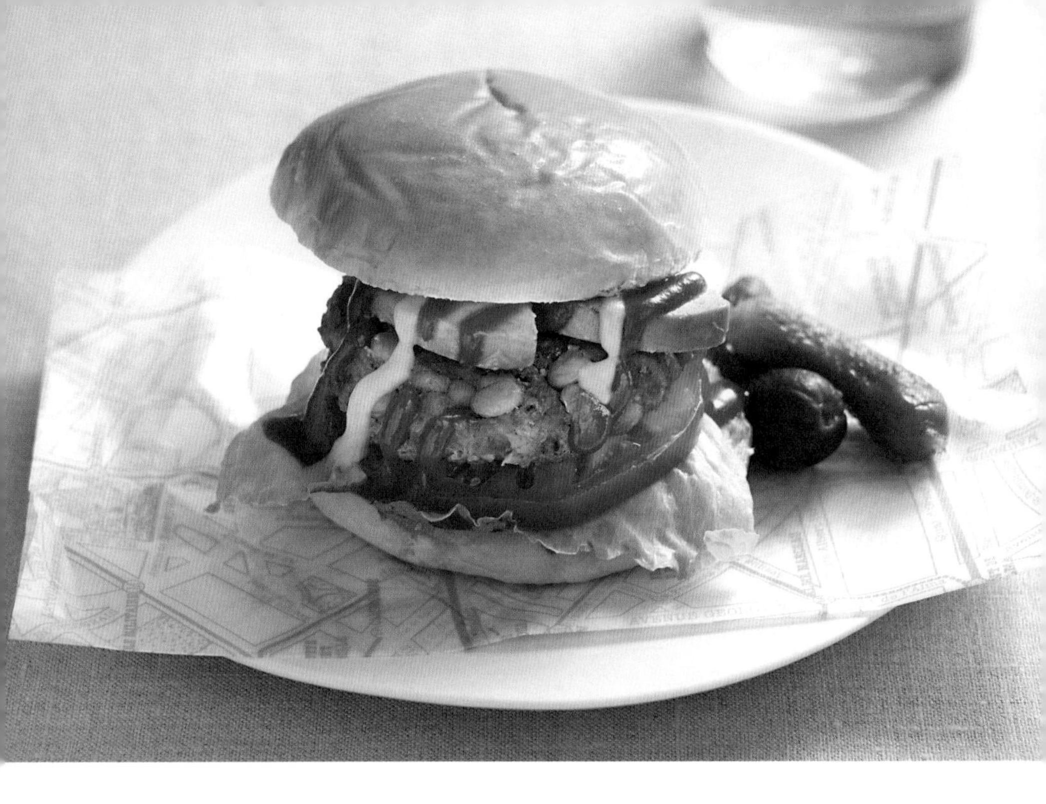

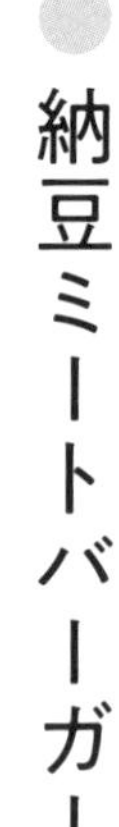

納豆ミートバーガー

カリカリに焼いた納豆の歯ごたえと
香ばしさが楽しめるひと皿です。

材料（2人分）

納豆…1パック
ハンバーガーバンズ（米粉）…2組
牛ひき肉…120g
タマネギ…20g
・調味料A
　塩、あらびきコショウ…各少々
　パン粉…大さじ1
　牛乳…大さじ1
トマト…2切れ
アボカド…1／2個
レタス…1枚
バター…適宜
ケチャップ…適量
マスタード…適量
こめ油…小さじ1
ピクルス…適宜

作り方

❶ ボウルにひき肉、みじん切りにしたタマネギ、納豆、調味料**A**（パン粉は牛乳に浸す）を加え粘りが出るまでよくこねて1つにまとめ、手の平に打ち付けて空気を抜き2つに分け、バンズよりひと回り大きい平たい円形にする。

❷ フライパンを熱し薄く油をしき①を入れて押さえつけながら両面焼く。

❸ バンズは横半分に切り、トマトは横に8mm幅で2切れ、アボカドは皮と種をのぞき8mm幅に切る。レタスは洗って水気をとり食べやすい大きさにちぎる。

❹ バンズはトースターで軽く焼きバターを塗り②、③をのせ、マスタード、ケチャップをかけもう片方のバンズで合わせ挟む。ピクルスを添える。

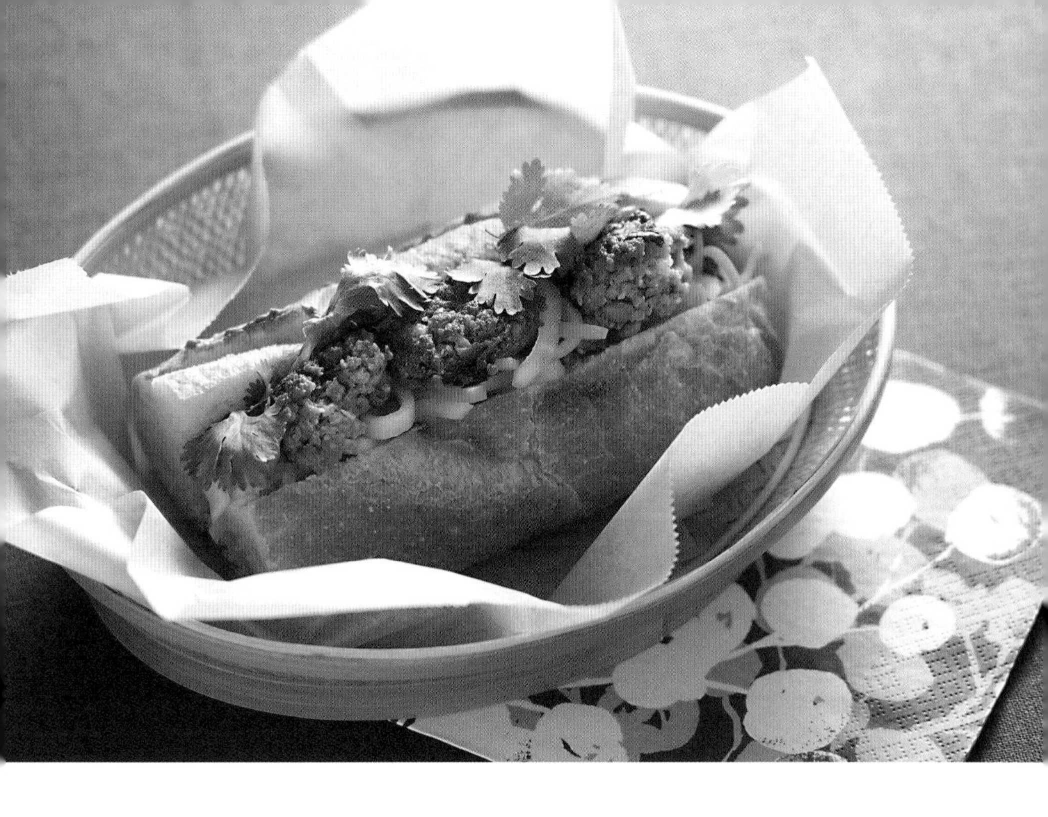

納豆ボールのバインミー

ベトナムのファーストフードに
納豆ボールをプラスしていただきます。

材料（1人分）

納豆…1パック
豚ひき肉…100g
タマネギ…15g
パクチー…3本
ナンプラー…小さじ1
塩…少々
片栗粉…小さじ2
ナタネ油…大さじ2
フランスパン（米粉）…1／2本

・なます
ダイコン…5cm
ニンジン…5cm
塩…少々
酢…大さじ3
砂糖…大さじ2
バター…小さじ1
マヨネーズ…大さじ1

作り方

❶ タマネギ、パクチー（半量）はみじん切りにする。

❷ 納豆をボウルに入れ糸を引くまでよく混ぜ、①、ひき肉、ナンプラー、塩、片栗粉を加えよく混ぜ、ひと口サイズに丸める。

❸ フライパンに油を熱し、②を並べ入れ焼き色がついたら返して蓋をし蒸し焼きにする。

❹ なますを作る。ダイコン、ニンジンは皮をむき千切りにして塩でもみ水気を絞りボウルに入れ、酢と砂糖で和える。

❺ フランスパンを縦に切り目を入れ軽くトーストしバター、マヨネーズを塗る。

❻ ⑤のフランスパンに④のなますの水気をきって入れ③と残りのパクチーを挟む。

Recipe Part 4

麺・パスタ ＋ 納豆

ごはんと同じで納豆は、麺との相性もバッチリ！
パスタ、そうめん、うどん、そば……組み合わせは無限大。
いつもの麺料理に納豆をプラスしてみましょう。

明太子と納豆のパスタ

明太子と納豆と牛乳は相性ピッタリ！
美味しいので食べ過ぎ注意の一品です。

材料（1人分）

納豆…1パック
明太子…50g
パスタ（グルテンフリー）…80～100g
牛乳…40cc
バター…10g
大葉…3枚
塩、黒コショウ…各少々
茹で塩…適量

作り方

❶ 明太子の中心に縦に包丁で切れめを入れて開き薄皮を外す。大葉は3枚重ねて端からくるくると巻き細切りにする。
❷ 納豆を大き目のボウルに入れ糸を引くまでよく混ぜ、①の明太子、卵、牛乳を加え混ぜる。
❸ パスタは塩を加えた熱湯でアルデンテに茹でる。
❹ パスタを①のボウルに入れ、バターを加えよく混ぜ、塩で味を調える。
❺ ④を皿に盛り黒コショウをふり大葉をのせる。

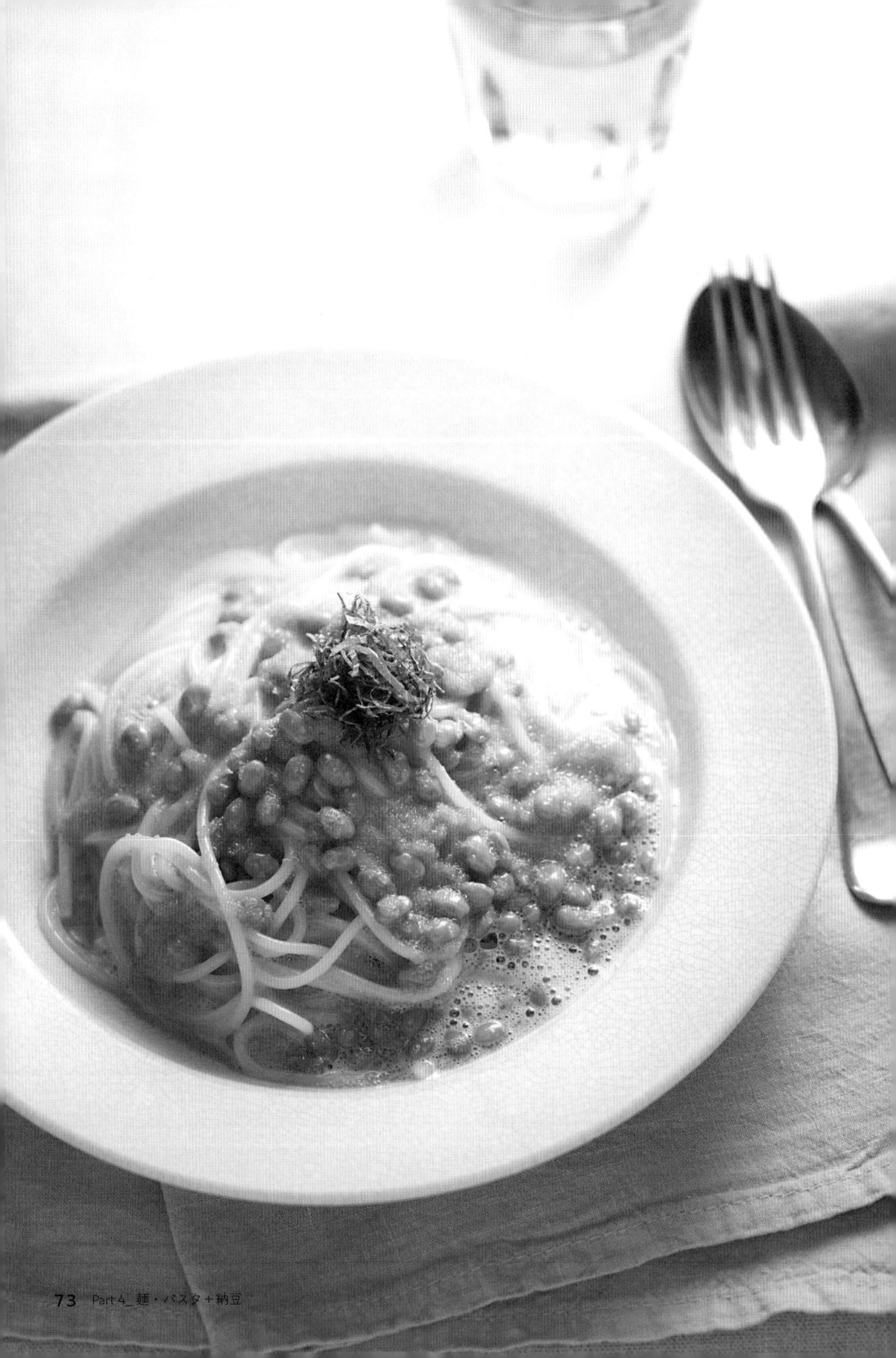

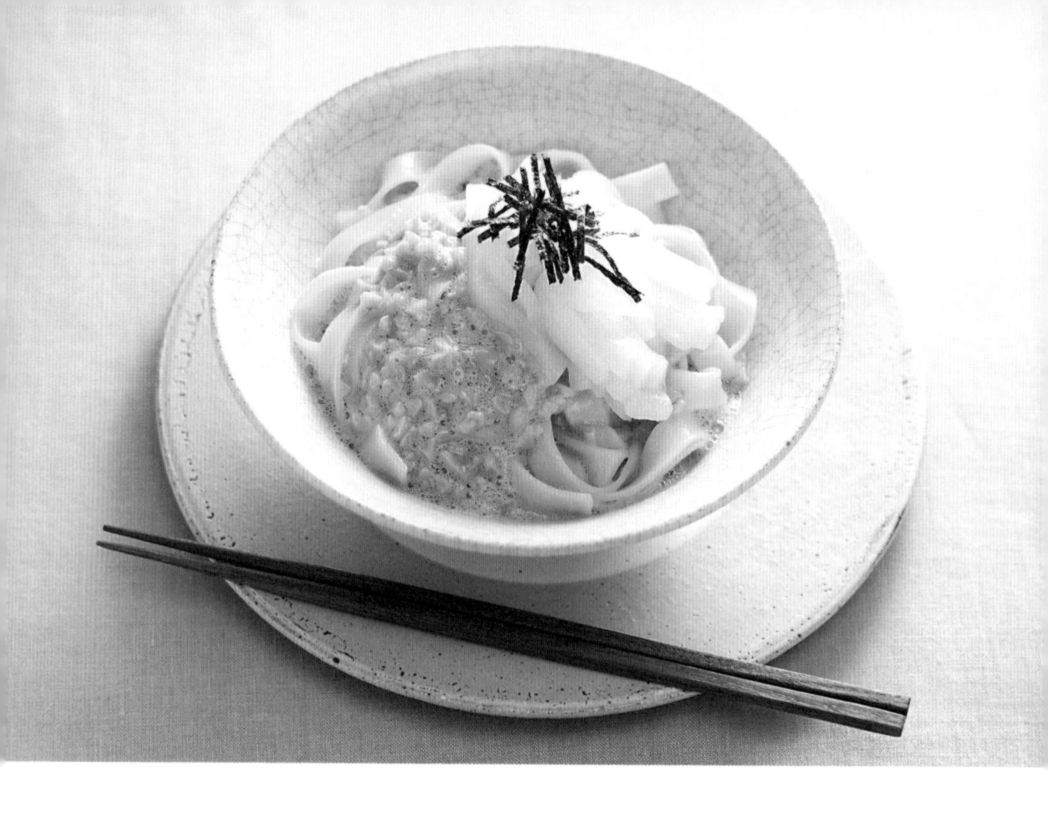

イカ納豆パスタ

パスタにさっとかけるだけ。ひきわり納豆とイカそうめんが絶妙にマッチします。

材料（1人分）

ひきわり納豆…1パック
タレ…1袋
イカそうめん（刺身用）…1パック
平打ちパスタ（グルテンフリー）…80g
卵…1個
昆布茶…小さじ1
焼きのり…適宜
茹で塩…適量

作り方

❶ 納豆はボウルに入れ糸を引くまでよく混ぜ、タレを加え混ぜる。

❷ 平打ちパスタは塩を加えた熱湯で表示通りに茹でる。

❸ ボウルに卵、昆布茶を入れて混ぜ合わせ茹で上がったパスタを加えよく混ぜ、皿に盛る。

❹ ③に①の納豆、イカそうめんをのせ焼きのりを散らす。

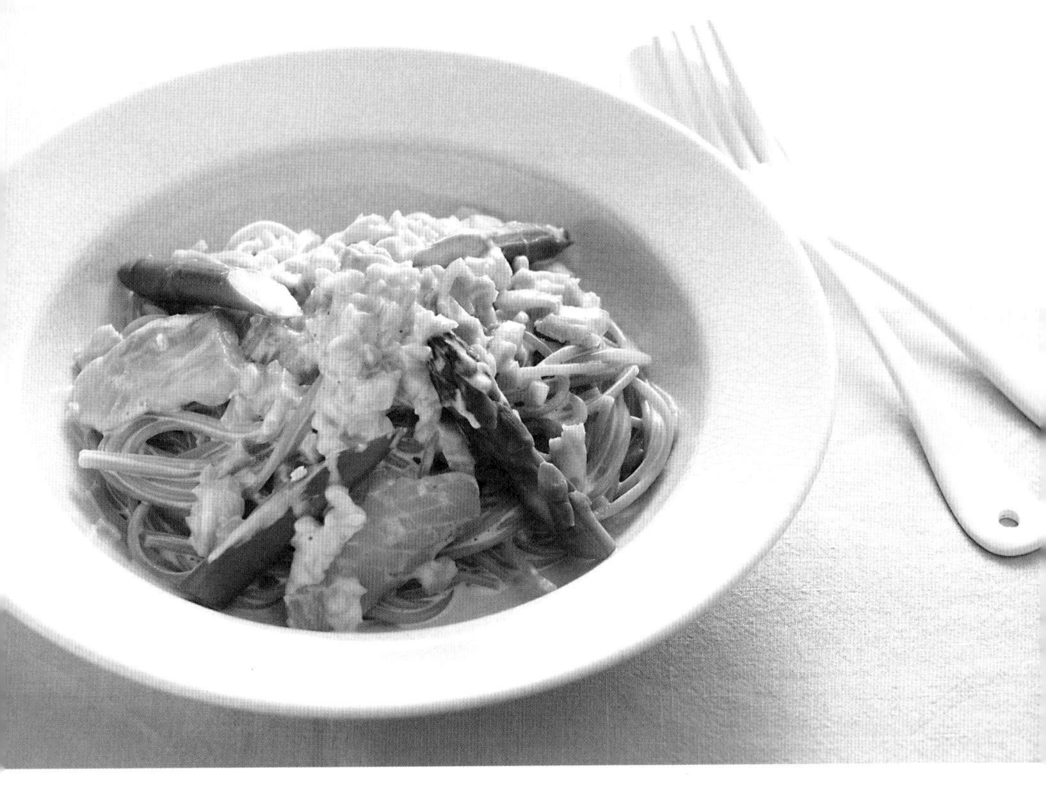

サーモンと納豆のクリームソースパスタ

ひきわり納豆とスモークサーモンが好相性。
食物繊維や鉄分豊富な全粒粉パスタでいただきます。

材料（2人分）

ひきわり納豆…1パック
全粒粉パスタ…160g
スモークサーモン…80g
アスパラガス…3本
生クリーム…150cc
バター…15g
塩、コショウ…各少々
茹で塩…適量

作り方

❶ 納豆をボウルに入れ糸を引くまでよく混ぜる。

❷ フライパンにバターを入れ弱火で溶かしスモークサーモンを入れ軽く炒め、生クリーム、①の納豆を加え混ぜ、塩、コショウをふり火を止める。

❸ パスタは塩を加えた熱湯でアルデンテに茹で、②に加えソースをからめる。水分が足りない場合は茹で汁を少し足す。

❹ パスタの茹で汁で3等分に切ったアスパラガスを茹でる。

❺ ③を皿に盛り④のアスパラガスを散らす。好みでパルメザンチーズをかける。

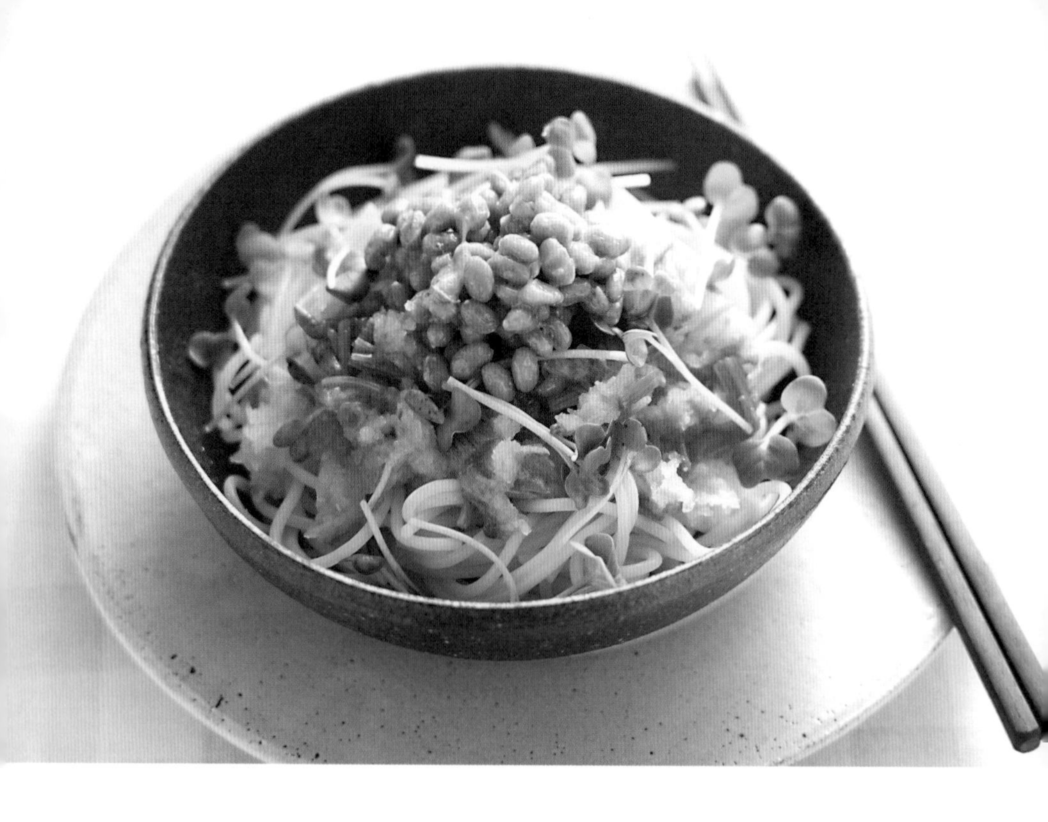

納豆なめ茸おろしパスタ

シャキシャキ食感とさっぱりした口当たりで、サラダ感覚でいただけます。

材料（1人分）

納豆…1パック

パスタ（グルテンフリー）…80～100g

瓶詰なめ茸…大さじ2

ダイコン（大根おろし）…大さじ山盛り2

カイワレ…適宜

作り方

❶ 納豆をボウルに入れ糸を引くまでよく混ぜる。

❷ パスタは塩を加えた熱湯でアルデンテに茹でる。

❸ ダイコンはすりおろし、カイワレは3cm長さに切る。

❹ 皿に水気をきったパスタを盛り、①の大根おろし、なめ茸をのせカイワレを散らす。

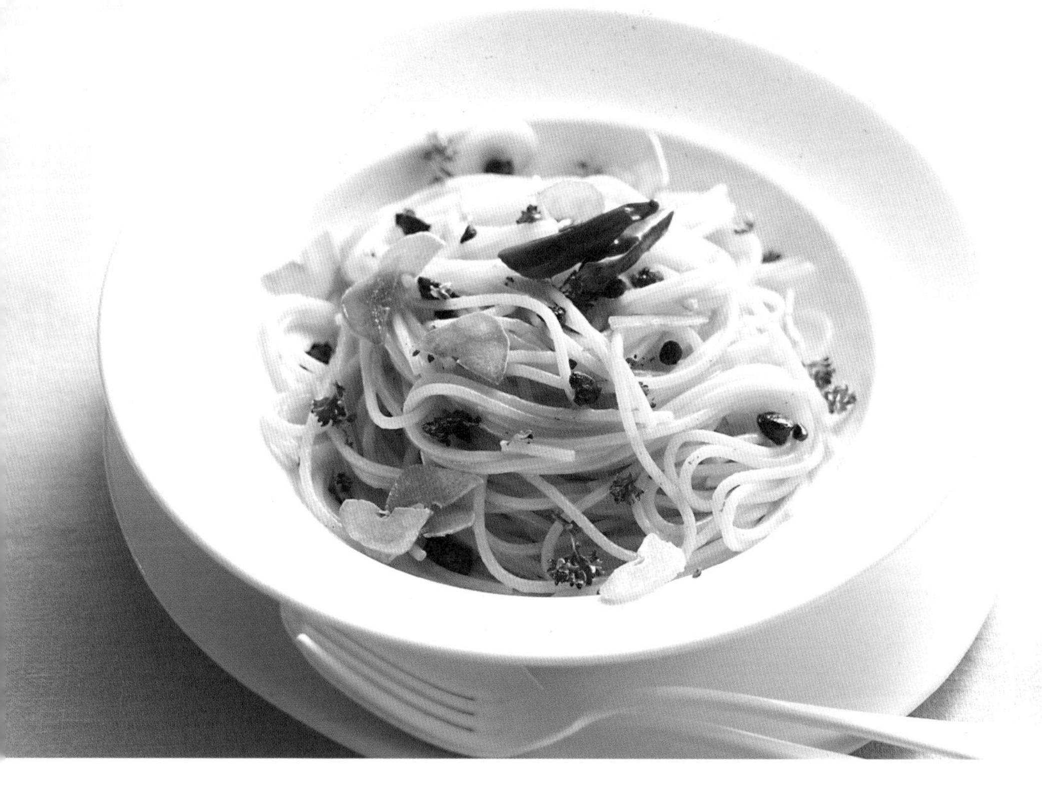

浜納豆のペペロンチーノ

パスタにパパッとからめるだけ。
手軽で栄養価の高いひと皿です。

材料（2人分）

浜納豆…8g
パスタ（グルテンフリー）…160～200g
ニンニク…1かけ
鷹の爪…1本
オリーブ油…大さじ3
パセリ…適宜

作り方

❶ 浜納豆は細かく切る。ニンニクは薄切り、鷹の爪は半分に切り種を取りのぞく。

❷ フライパンにオリーブ油、ニンニクを入れ弱火でじっくり炒め、鷹の爪を加えニンニクに色がついたら取り出す。

❸ 鍋にたっぷり湯を沸かし塩を入れパスタをアルデンテに茹でる。

❹ ②のフライパンに③の茹で汁を50cc加えてよく混ぜて乳化させ、パスタを加え混ぜ、①の浜納豆を加えて軽く混ぜる。

❺ ④を皿に盛り、ニンニクをのせパセリを散らし、鷹の爪をのせる。

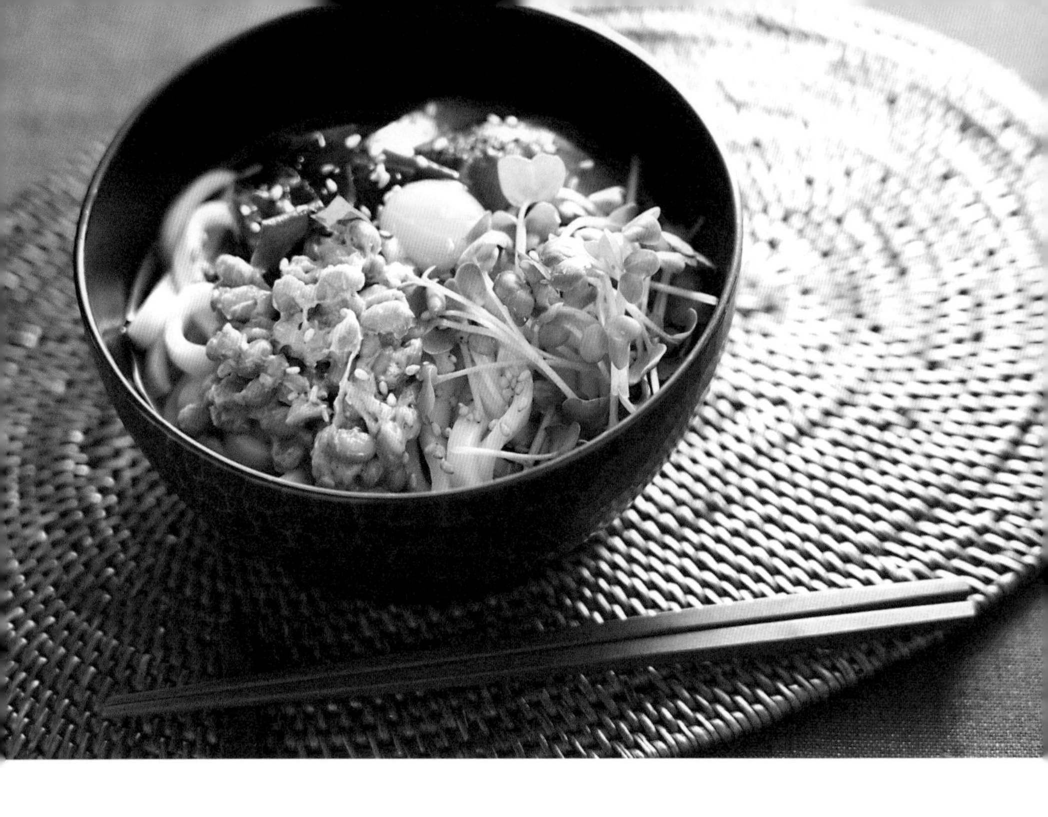

納豆冷やしうどん

いつもの冷やしうどんに納豆を加えるだけで、
栄養と旨味がプラスされます。

材料（1人分）

納豆…1パック

タレ…1袋

うどん（グルテンフリー）…1玉

干しシイタケ…2枚

カイワレ…1／4束

ワカメ…適量

卵黄…1個

めんつゆ…適量

白ゴマ…適宜

・干しシイタケの煮汁

戻し汁…残量

醤油、砂糖、酒、みりん…各小さじ2

作り方

❶ 納豆はボウルに入れてよく混ぜ、タレを加え混ぜる。

❷ 干しシイタケは100ccの水で戻して軸を切り、干しシイタケの煮汁（戻し汁と煮汁調味料）でゆっくり煮含める。

❸ カイワレは半分に切り、ワカメは沸騰した湯で1分ほど茹で3cm長さに切る。

❹ うどんはたっぷりの熱湯に入れて茹で流水でよく揉み洗いをし水気を切る。

❺ ④のうどんを器に盛りめんつゆを注ぎ入れ、②、③を盛り①の納豆をのせる。

❻ ⑤に卵黄をのせ白ゴマを散らす。

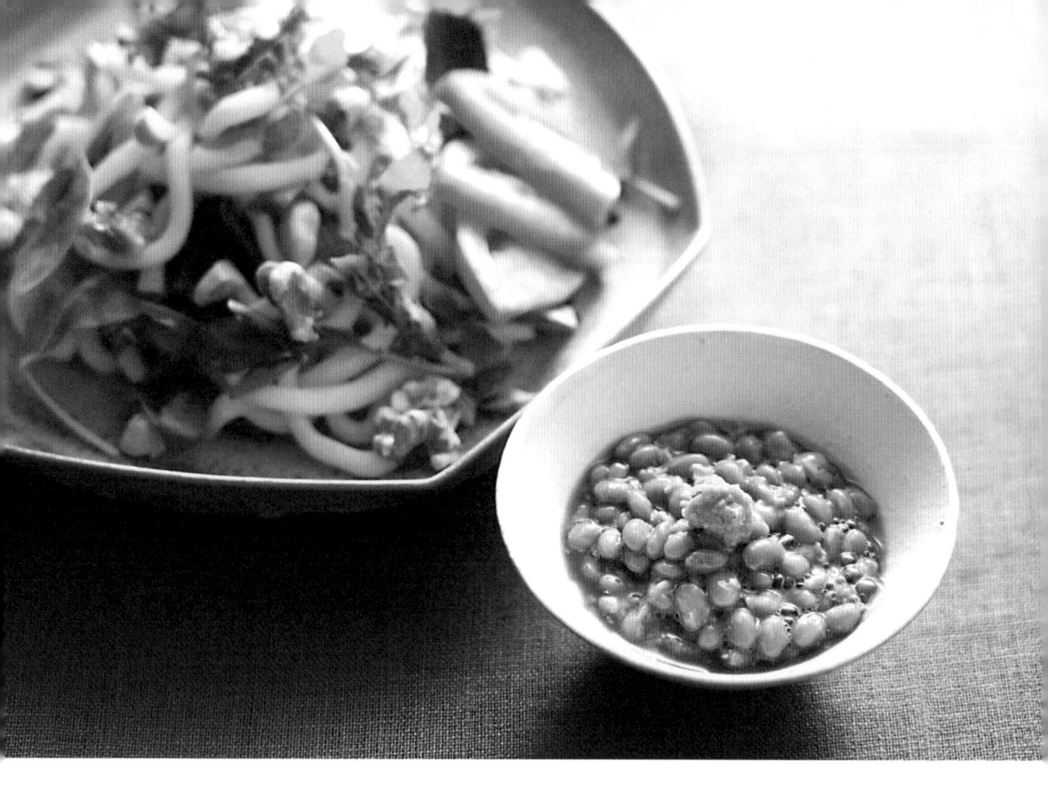

納豆サラダうどん

ピーナッツとクルミを加えると、
食感も楽しみながらいただけます。

材料（1人分）

納豆…1パック
うどん（グルテンフリー）…1玉
トマト…3切れ
クレソン…適量
ベビーリーフ…適量
ピーナッツ…6g
クルミ…6g
めんつゆ…適量
ワサビ…適宜

作り方

❶ 納豆をボウルに入れてよく混ぜ、めんつゆを加え混ぜる。
❷ トマトは薄切り、クレソン、ベビーリーフは食べやすい大きさに切る。クルミ、ピーナッツは粗めに砕く。
❸ うどんはたっぷりの熱湯に入れて茹で流水でよく揉み洗いをし水気を切る。
❹ ③のうどんを器に盛り②の野菜と軽く混ぜ、ナッツ類を散らす。
❺ ①の納豆をそば猪口に入れワサビを添える。

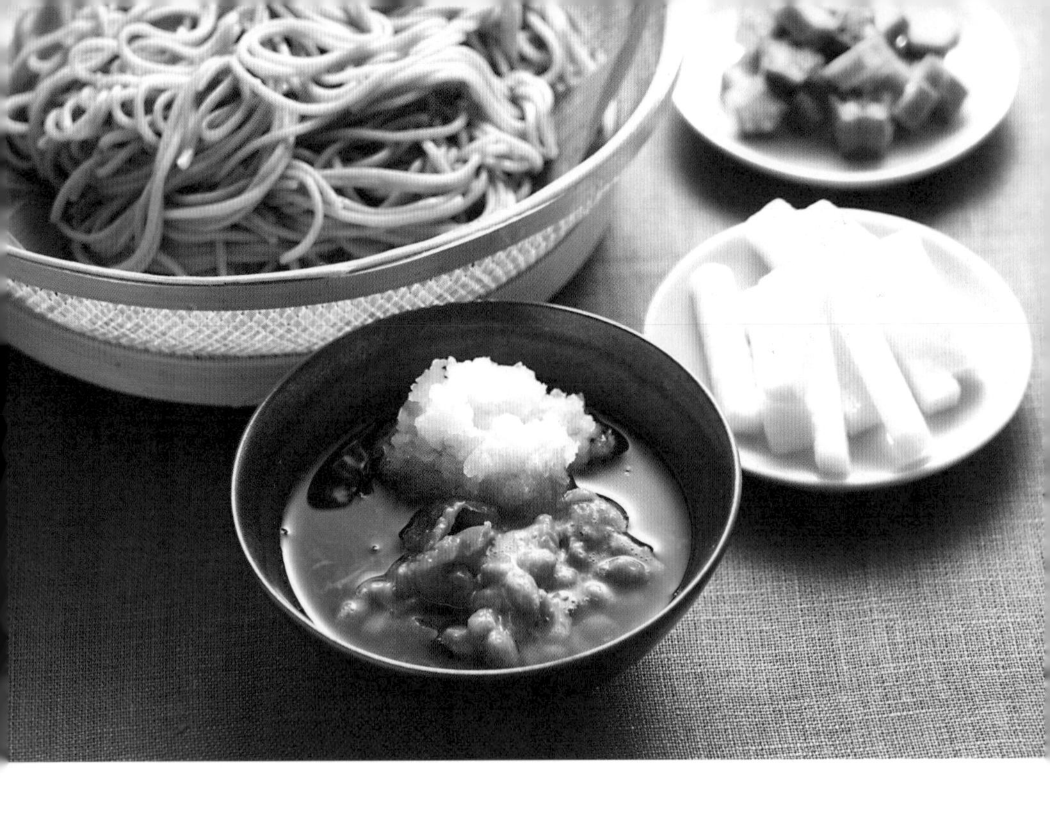

冷やし納豆そば

シャキシャキ食感の長イモとオクラに梅干しを加えて、さっぱりといただきます。

作り方

❶ 納豆はボウルに入れ糸を引くまでよく混ぜ、種を外した梅干しを加え混ぜる。

❷ 長イモは皮をむき細切りにし酢を加えた水にさらす。オクラは塩をふりまな板の上で板ずりをし熱湯でさっと茹で水気をきって小口切りにする。ダイコンはすりおろす。

❸ そばはたっぷりの熱湯で茹でザルにあげ、流水でよく揉み洗いをし水気を切って器に盛る。

❹ そば猪口にめんつゆ、①の納豆、②の大根おろしを加える。

❺ ②の長イモ、オクラを添える。

材料（1人分）

納豆…1パック

梅干し…1個

長イモ…5cm

オクラ…3本

ダイコン（大根おろし）…適量

めんつゆ…適量

酢…少々

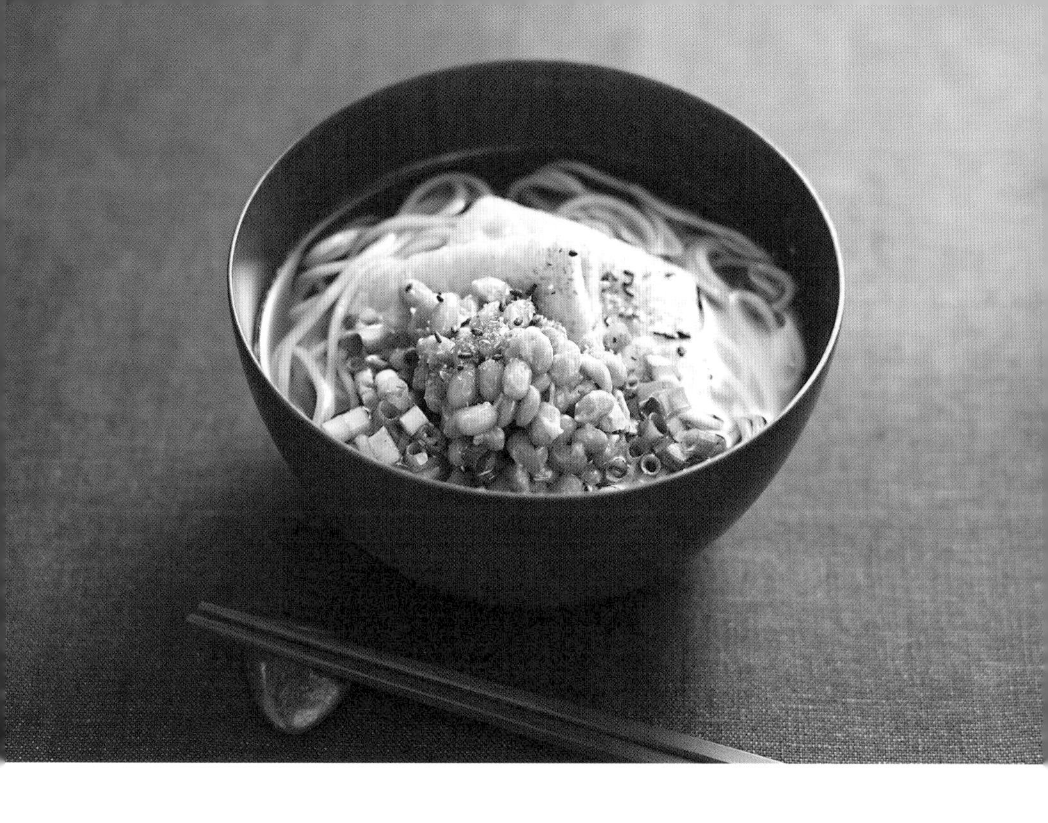

納豆きつねそば

暖かいそばに納豆をプラス。
いつでも食べたくなる飽きのこない一品です。

材料（2人分）

納豆…1パック
タレ…1袋
そば…2玉
油揚げ…1枚
万能ネギ…適量
めんつゆ…適量
七味唐辛子…適宜

・油揚げの煮汁

出汁…100cc
酒…大さじ1
砂糖…小さじ2
みりん…小さじ2
醤油…小さじ2

作り方

❶ 納豆はボウルに入れ糸を引くまで混ぜ、タレを加え混ぜる。

❷ 油揚げはザルに入れ熱湯を回しかけて油抜きをし、4等分に切る。鍋に出汁を煮立て、酒、砂糖、油揚げを入れ3分ほど煮る。火を弱めみりん、醤油を加え蓋をして煮含める。

❸ そばはたっぷりの熱湯で茹でザルにあげ、流水でよく揉み洗いをし水気をきる。

❹ めんつゆを鍋に入れ温める。

❺ 器に④を注ぎ、③のそばを入れ②の油揚げ、①の納豆をのせる。万能ネギ、七味唐辛子を散らす。

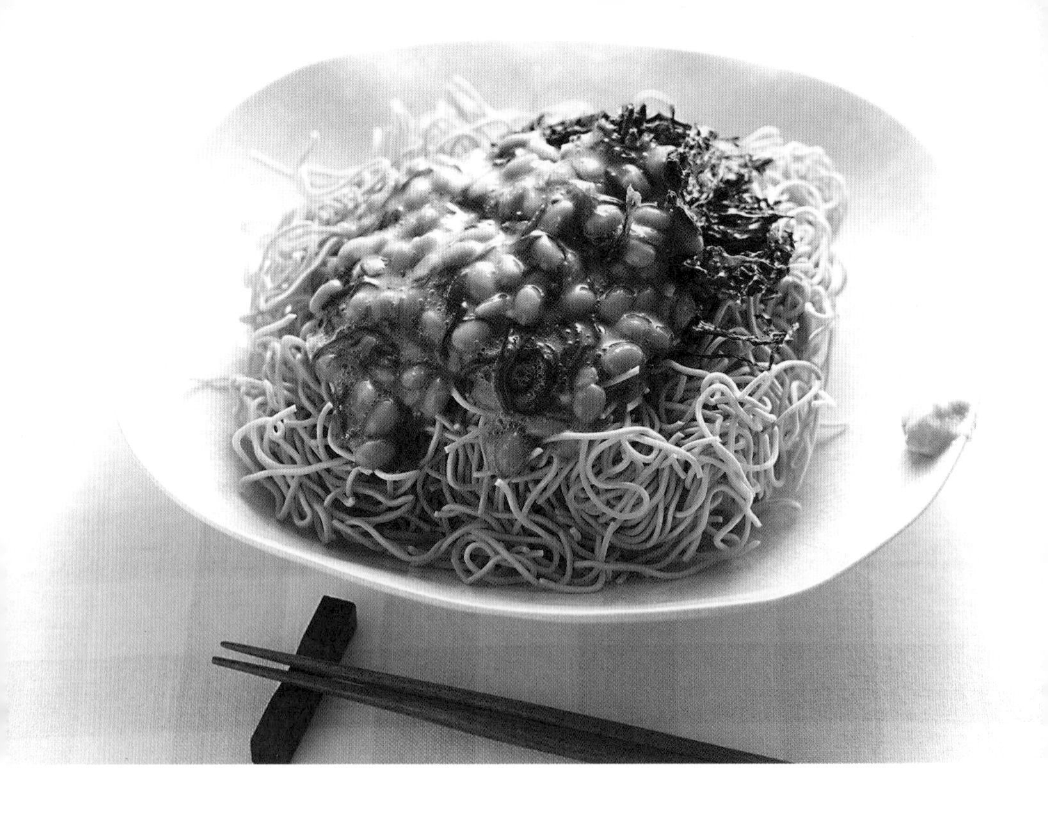

納豆もずく焼きそば

カリウムや食物繊維豊富なもずくに納豆をプラス。
歯ごたえと香りを楽しめるひと皿です。

材料（1人分）

納豆…1パック
タレ…1袋
かた焼きそば…1玉
味付けもずく酢…1パック
アオサ…適量
練り辛し…適宜

作り方

❶ 納豆はボウルに入れ糸を引くまでよく混ぜ、味付けもずく酢を汁ごと加え混ぜる。

❷ かた焼きそばを皿に盛り、①の納豆をかけアオサをのせ練り辛しを添える。

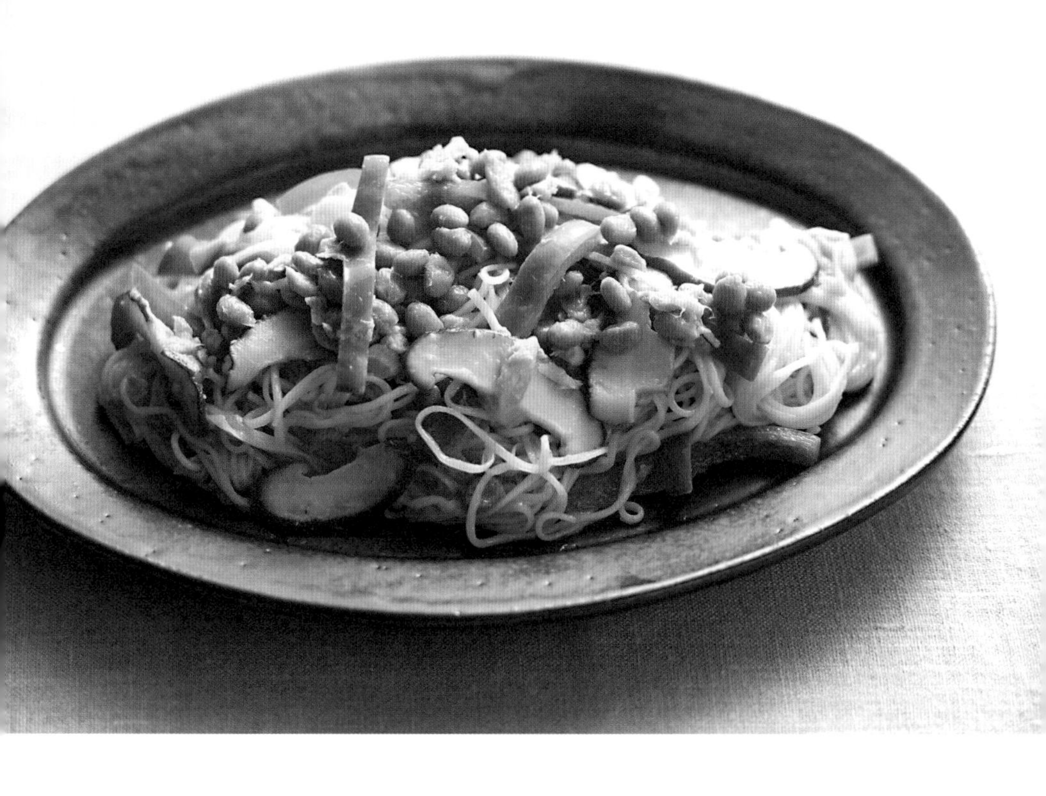

納豆のそーめん炒め

さっぱりした口当たりでも、
納豆のボリューム感でお腹が満たされます。

材料（2人分）

納豆…1パック
タレ…1袋
そうめん（米粉）…2束
ピーマン…1個
生シイタケ…2個
ツナ缶詰…1缶
こめ油…大さじ3
昆布茶…小さじ1
醤油…小さじ1

作り方

❶ 納豆はボウルに入れて糸を引くまでよく混ぜ、タレを加え混ぜる。
❷ ピーマンは縦に半分に切り種を取りのぞき、細切りにする。
❸ そうめんはかために茹で流水でよく洗い、ザルにあげて水気を切る。
❹ フライパンに油（大さじ1）を熱しピーマン、生シイタケ、ツナを入れて炒め、皿に出す。
❺ 残りの油を足し③のそうめんを入れ昆布茶を回しかけて炒め、①の納豆を加え④を戻し入れて炒め合わせ、仕上げに醤油を回しかける。

Recipe Part 5

おつまみ・おやつ

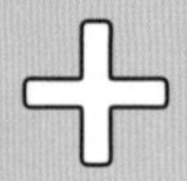

納豆

納豆はお酒のお供としても万能です。そして、おやつとしても◎
栄養があってお腹も満足するレシピを集めました。
おつまみやおやつに納豆をプラスしてみてはいかがでしょうか。

納豆の生春巻き

シャキシャキの野菜とパクチーと納豆が好相性。
思わずやみつきになる歯ごたえと香りをどうぞ。

材料（3本分）

納豆大粒…1パック
辛子…1袋
塩…少々
ライスペーパー…3枚
むきエビ…6匹
ニンジン…1／2本
キュウリ…1本
パクチー…適量
スイートチリソース…適宜
茹で塩…適量

作り方

❶ 納豆はボウルにいれ糸を引くまでよく混ぜ、塩、辛子を加え混ぜる。
❷ むきエビは塩を加えた熱湯で茹でザルにあげ、縦半分に切る。
❸ ニンジンは皮をむき千切りに、パクチーはざく切りに、キュウリは細切りにする。
❹ 大きなボウルにぬるま湯を入れライスペーパーをくぐらせて固いまま取り出し、キッチンペーパーの上に広げる。
❺ ライスペーパーの中央より手前に、ニンジン、キュウリ、納豆、エビをおき、手前から覆うようにかぶせ両端を折り畳み、さらにパクチーを並べ入れくるくると巻きあげる。
❻ ⑤を皿に盛りチリソースを添える。

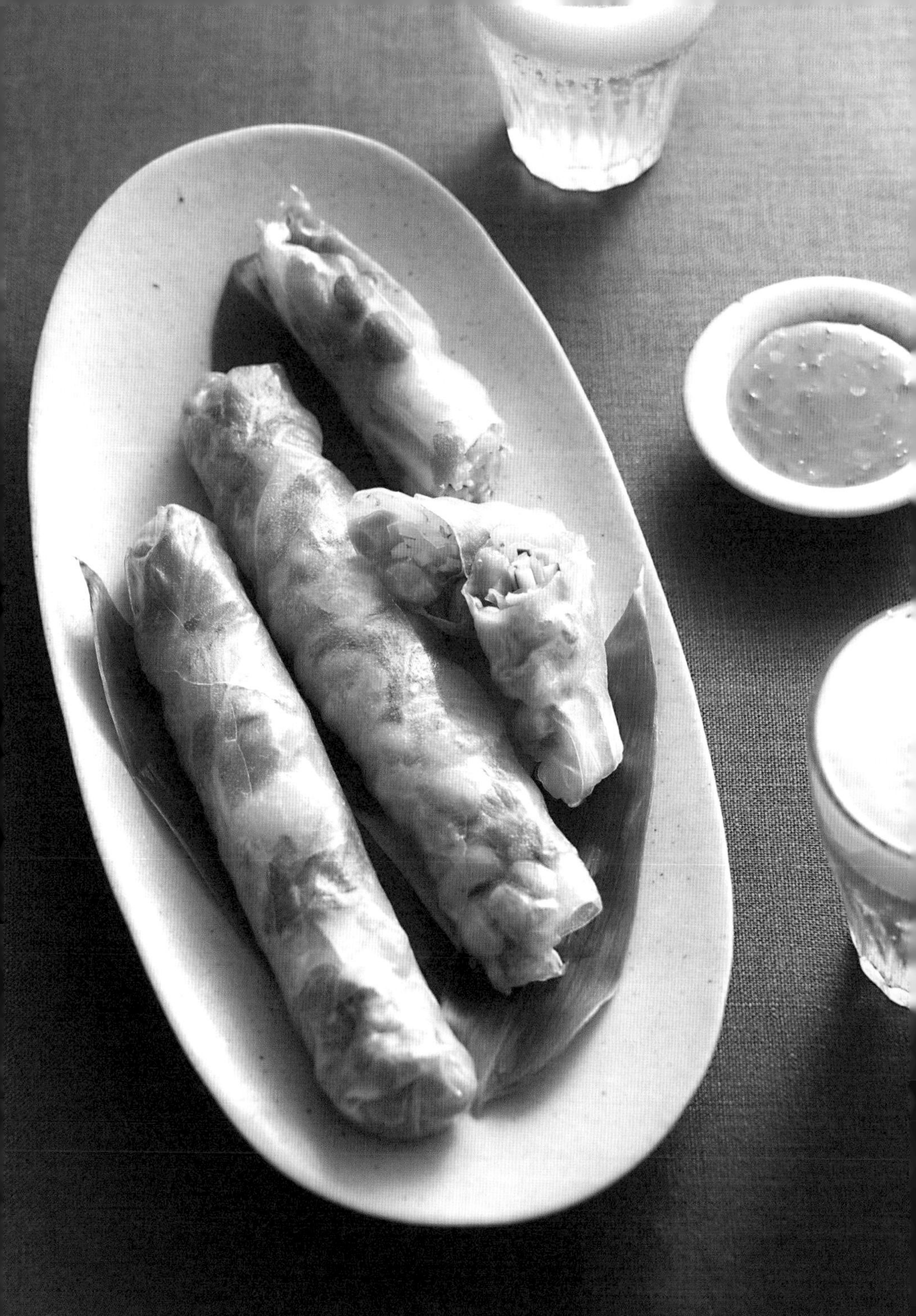

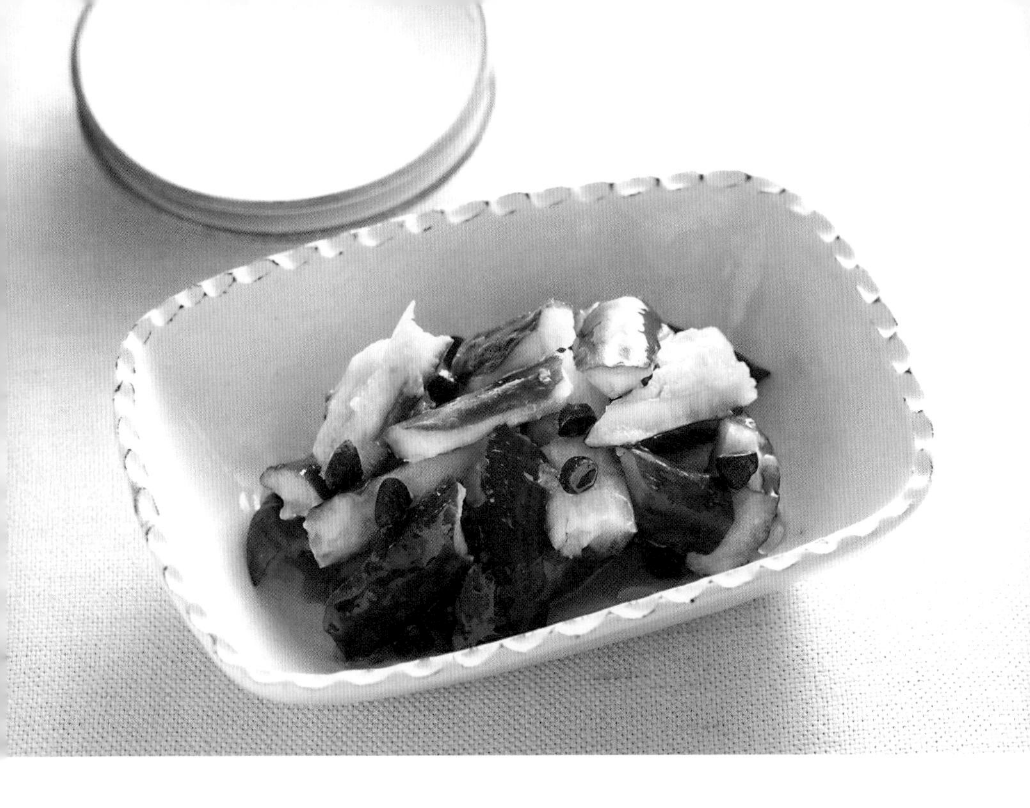

浜納豆の即席漬物

一粒一粒に栄養と旨味がぎっしりの浜納豆を使った即席おつまみです。

材料（1～2人分）

浜納豆…8粒

キュウリ…1本

塩…ふたつまみ

醤油…小さじ2

酢…大さじ1

ゴマ油…小さじ2

作り方

❶ 浜納豆は半分に切る。

❷ キュウリは塩をふりまな板の上で板ずりをして少し置き、めん棒などで軽くたたいて手でちぎる。

❸ ②のキュウリを器に盛り、①の浜納豆を散らし醤油、酢、ゴマ油を回しかける。

浜納豆

浜納豆は大豆に麹菌をつけ、熟成させ天日干ししたもの。「塩辛納豆」「大徳寺納豆」「寺納豆」の一種。糸引き納豆とは異なり、味は味噌に似て味噌よりもコクが深いため、料理の他調味料としても。

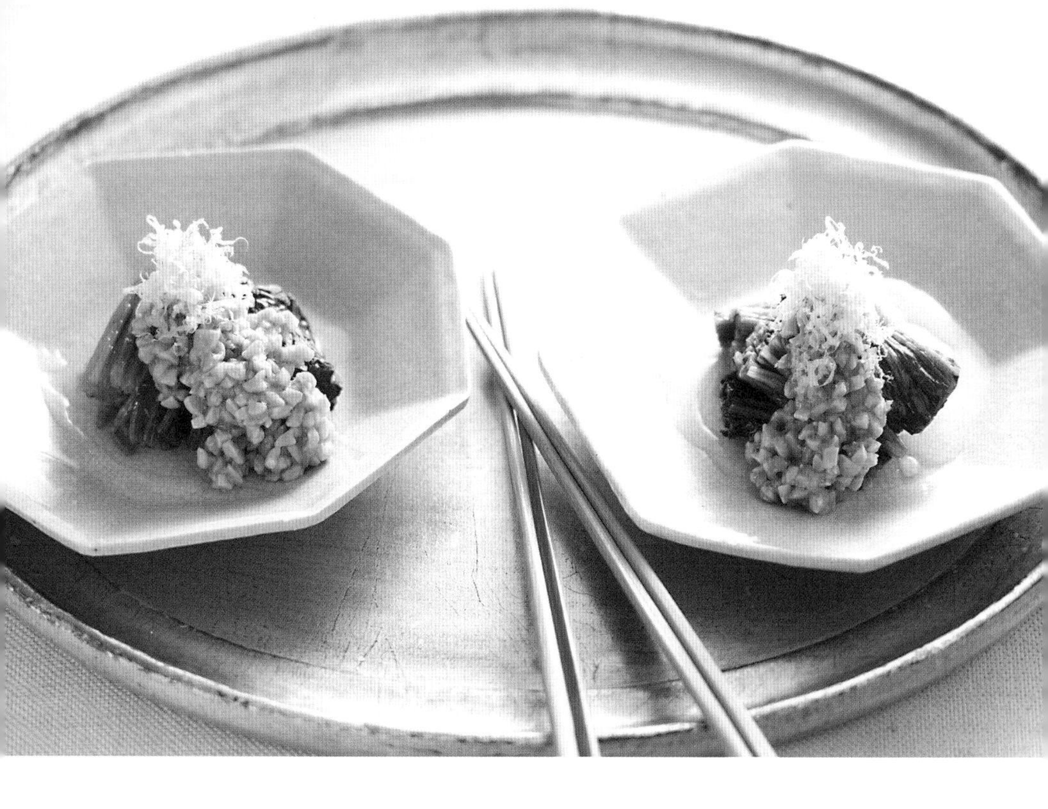

ほうれん草のお浸し納豆がけ

ほうれん草と納豆の栄養を丸ごと無駄なく使えるお手軽メニューです。

作り方

❶ 納豆はボウルに入れ糸を引くまでよく混ぜ、辛子、タレ、酢を加えさらに混ぜる。

❷ ホウレン草はたっぷりの湯で茹でて冷水にとり、水気を絞り4cm長さに切る。

❸ ②のホウレン草を器に盛り①の納豆をかけ、カツオ節を盛りエゴマ油を回しかける。

材料（2人分）

ひきわり納豆…1パック
タレ、辛子…各1袋
酢…小さじ1
ホウレン草…1／2束
カツオ節…適量
エゴマ油…小さじ1

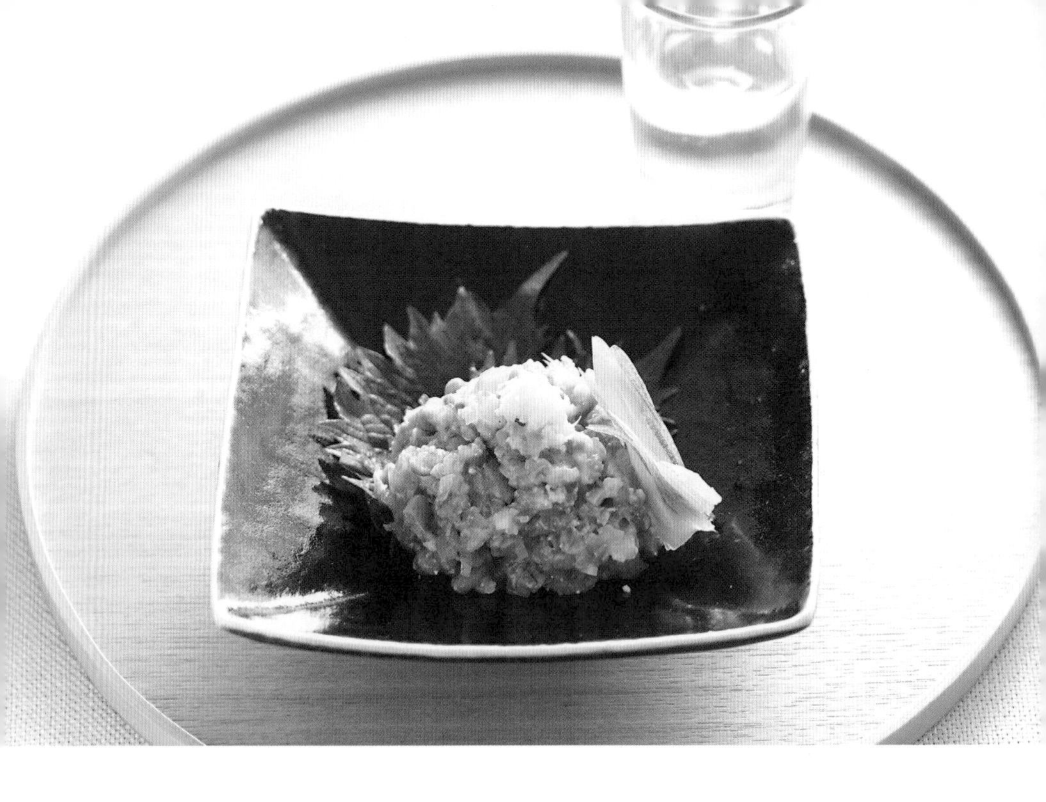

あじの納豆なめろう

納豆はあじ、味噌とも好相性。
栄養と旨味がぎっしりのお酒の肴です。

材料（2人分）

納豆…1パック
アジ（刺身用）…1尾
長ネギ…5cm
ショウガ…小1かけ
味噌…小さじ2
大葉…1枚
ミョウガ…1本

作り方

❶ 長ネギはみじん切りに、ミョウガは細切りにしてショウガはすりおろす。
❷ 納豆は包丁でたたき味噌を加え混ぜ、アジ、長ネギ、ショウガを加えてたたき混ぜる。
❸ 器に大葉を敷き②を盛り付け、ミョウガを添える。

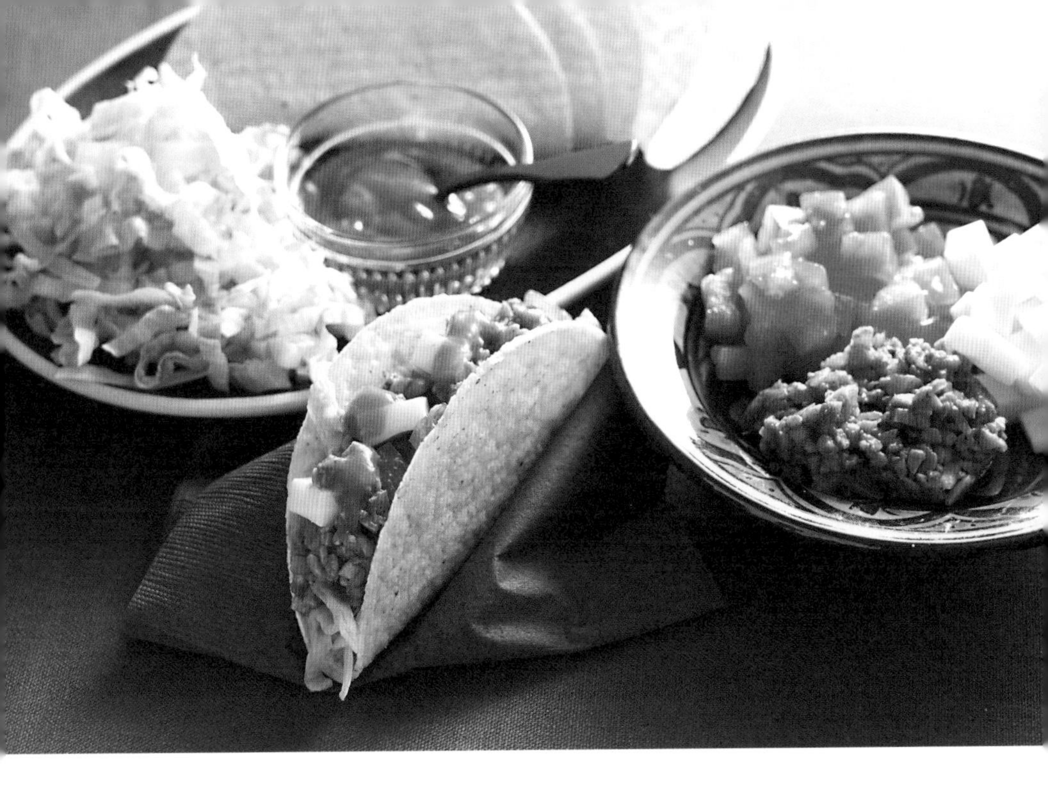

納豆ミートのタコス

お肉を納豆に置きかえて。
お腹も満足のヘルシータコスです。

材料（2人分）

ひきわり納豆…1パック
タコスの皮…6枚
タマネギ…20g
ニンニク…1かけ
クルミ…5g
オリーブ油…大さじ1
塩…少々

・調味料A

チリパウダー…小さじ1
トマトジュース…大さじ3
コンソメ…小さじ1／2

・トッピング

トマト…1／2個
レタス…2枚
チーズ…適量
サルサソース…適宜

作り方

❶ ニンニク、タマネギはみじん切りに、クルミは軽く砕く。

❷ 鍋に油を入れ①を加え弱火でじっくり炒め、ひきわり納豆を加え炒め調味料**A**を加え、塩で味を調え水分がなくなるまで炒め煮る。

❸ トマトは角切りに、レタスは食べやすい大きさにちぎる。

❹ タコスの皮の口を下にして耐熱皿に並べ、電子レンジで1分ほど加熱する。

❺ タコスの皮に②の納豆ミート、③の野菜、角切りにしたチーズを挟み、好みでサルサソースをかける。

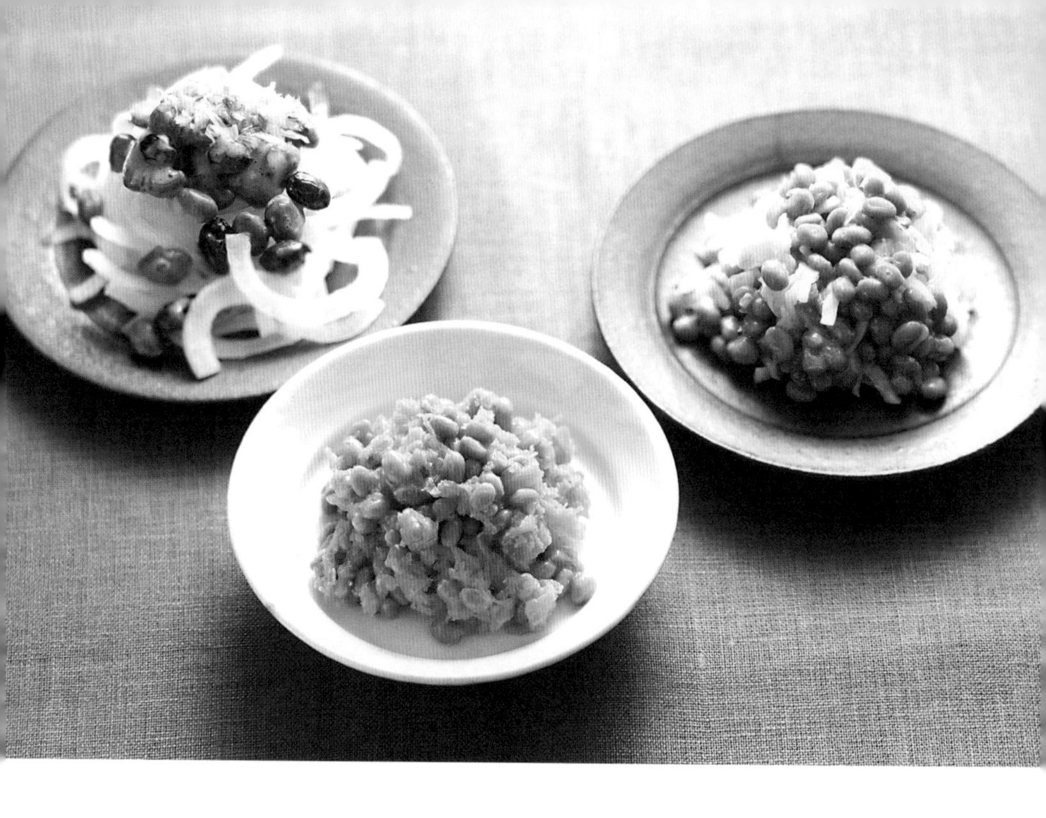

納豆と常備菜3種（タマネギ、キャベツ、ニンジン）と

冷蔵庫にある常備菜に納豆を合わせるだけ。ナッツなどを加えて咀嚼も楽しめます。

材料
（作りやすい分量）

納豆…各1パック

・タマネギ和え

タマネギ…1／2個
カツオ節…適宜

・キャベツ和え

キャベツ…1／4個
塩…小さじ1／2

・調味料A

酢…大さじ4
塩…小さじ1
砂糖…大さじ2

・ニンジン和え

ニンジン…１／2本
クルミ…適宜

作り方

❶ 納豆はボウルに入れ糸を引くまでよく混ぜ、タレ、辛子を加え混ぜる。
❷ タマネギは細切りにし、水にさらして水気を切る。
❸ 器に②のタマネギを盛り、①の納豆をかけカツオ節をのせる。
❹ キャベツは千切りにし塩で揉む。Aの調味料を合わせる。
❺ ④のキャベツを固く絞りボウルに入れ、調味料Aを入れて混ぜ、しばらくなじませる。
❻ 器に⑤を盛り、①の納豆を加えからめる。
❼ おろし器でニンジンをすりおろす。
❽ ⑦のニンジンに①の納豆を加えて混ぜ合わせ器に盛り、砕いたクルミを散らす。

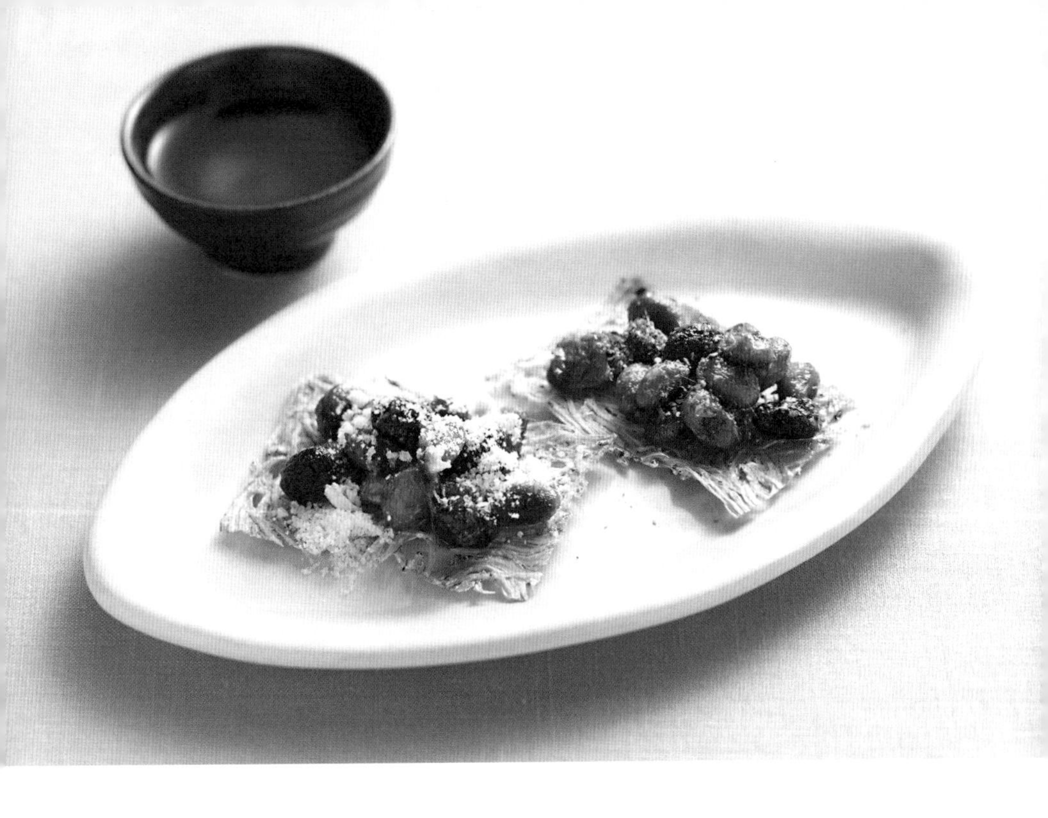

納豆のバター焼き 畳いわしと

歯ごたえと香りを楽しめるひと皿。
大粒の納豆でいただきます。

材料（1人分）

二色納豆大粒
…1パック
畳イワシ…1枚
バター…小さじ1
塩…少々
七味唐辛子…適宜
パルメザンチーズ
…適宜

作り方

❶ 畳イワシを半分に切り、フライパンで軽く色づくまで炙り焼き皿にのせる。

❷ フライパンにバターを入れて弱火にかけ納豆を崩さずかたまりのまま入れ、焼き色がついたら返して軽く塩をふり両面焼く。

❸ ②の納豆を①の畳イワシに半分ずつのせ、1つは七味唐辛子を、もう1つはパルメザンチーズをふりかける。

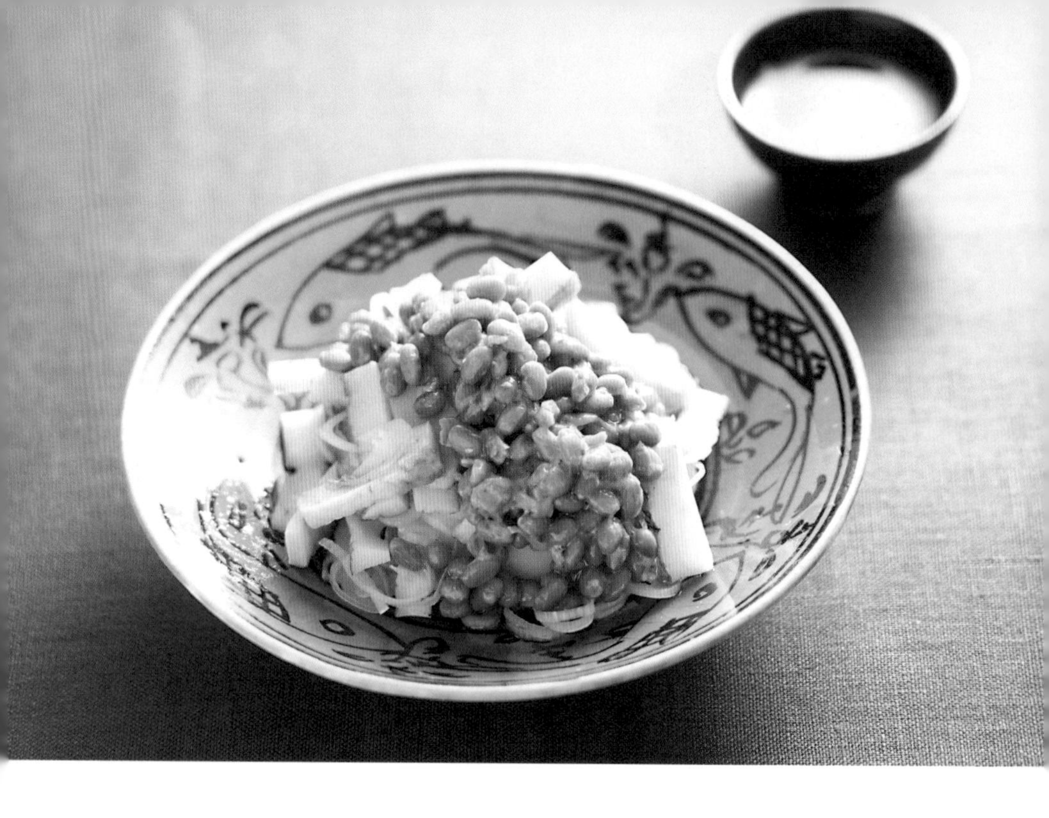

竹輪の納豆和え ゴマ油風味

リノール酸を豊富に含むゴマ油を回しかけて、生活習慣病の予防を！

材料（2人分）

納豆…1パック
タレ、辛子…各1袋
竹輪…1本
長ネギ…5cm
ゴマ油…小さじ1〜2

作り方

❶ 納豆はボウルに入れ糸を引くまでよく混ぜ、タレ、辛子を加え混ぜる。
❷ 竹輪は短冊切りに、長ネギは薄い小口切りにする。
❸ 器に②の竹輪、長ネギを混ぜ合わせて盛り、①の納豆をかけゴマ油を回しかける。

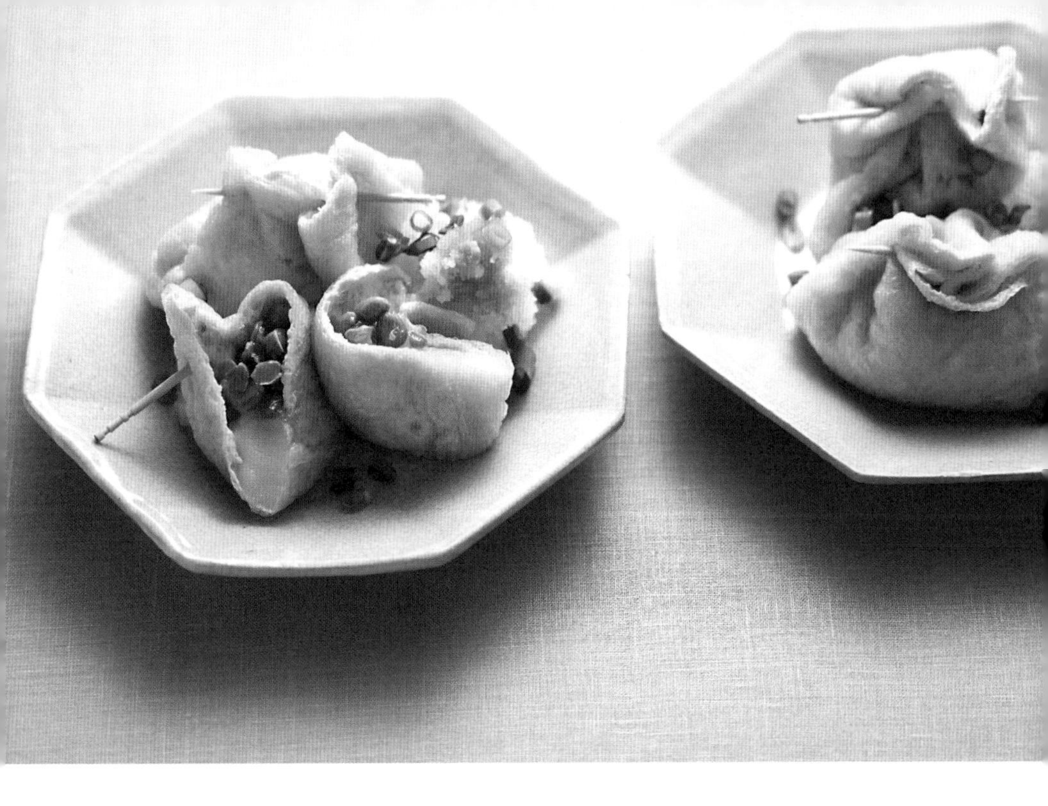

納豆の巾着詰め

お餅と納豆を使った巾着詰めには、消化を促す大根おろしを添えていただきます。

材料（2人分）

納豆…1パック
タレ…1袋
切り餅…2個
油揚げ…2枚
ダイコン（大根おろし）…適量
醤油…大さじ2
万能ネギ…適宜

作り方

❶ 納豆はボウルに入れ糸を引くまでよく混ぜ、タレを加え混ぜる。
❷ 切り餅は半分に切り、ダイコンはすりおろし、万能ネギは小口切りにする。
❸ 油揚げはザルに並べ熱湯を回しかけ油通しをし、半分に切り袋状にする。
❹ ③の油揚げに①の納豆の1／4量を入れ②の餅も加え入れ楊枝で口を止める。同様に残りも油揚げに入れ口を閉じる。
❺ ④を耐熱皿に並べ電子レンジで約1分、餅が柔らかくなるまで加熱する。
❻ ⑤を器に盛り大根おろしを添え醤油をかけ②の万能ネギを散らす。

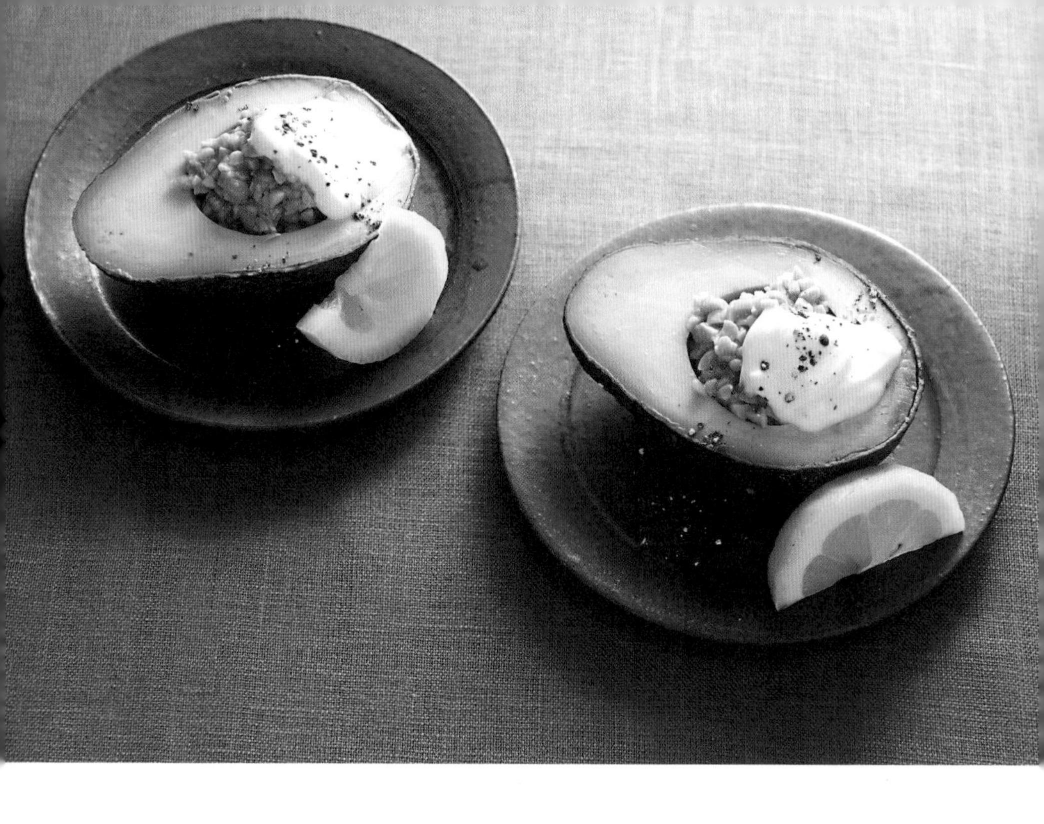

アボカドと納豆のヨーグルトソースがけ

アボカドと納豆を合わせて食べるだけ。酸味の効いたクリーミィな一品です。

材料（2人分）

ひきわり納豆…1パック
タレ…1袋
アボカド…1個
ヨーグルト…大さじ2
レモン…2切れ
黒コショウ…適宜

作り方

❶ ひきわり納豆をボウルに入れよく混ぜ、半量のヨーグルト、タレを加え混ぜる。

❷ アボカドを縦に半分に切り種を取りのぞき、種の空いた部分に①のひきわり納豆を入れる。

❸ ②に残りのヨーグルトをかけレモン汁を絞り、黒コショウをふる。

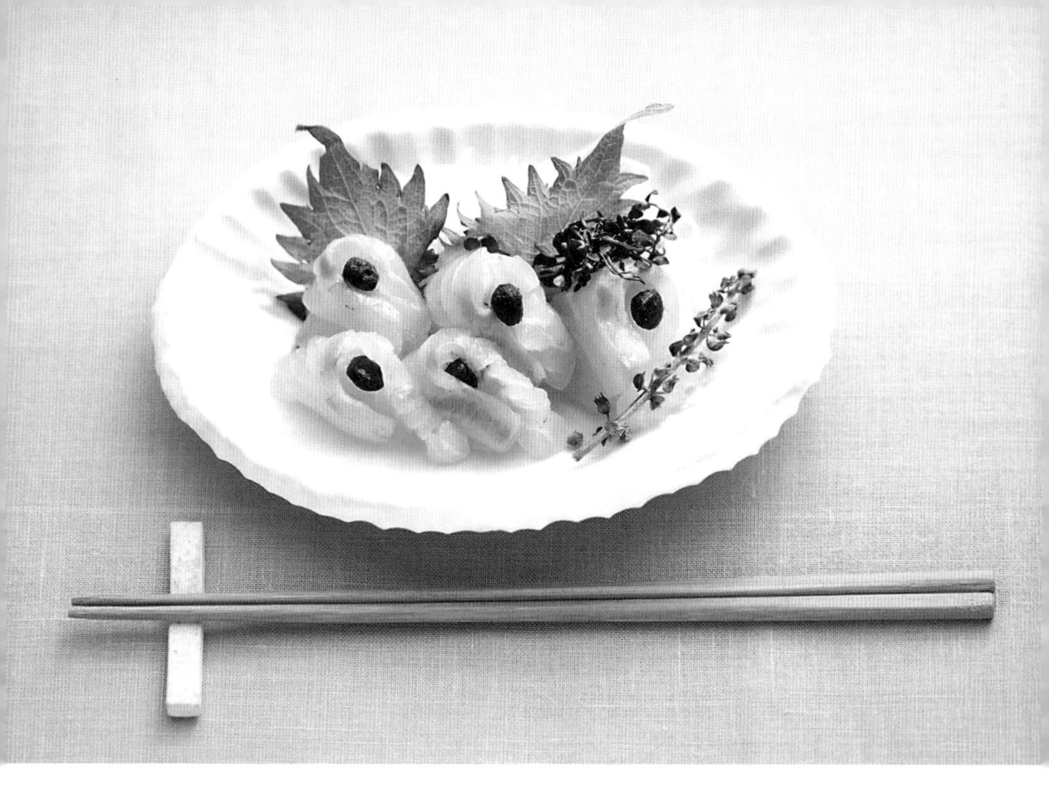

鯛の薄造り浜納豆と

醤油を浜納豆に置きかえて。
コクと旨味がアップする発酵調味料です。

材料（1人分）

浜納豆…5粒
タイ（刺身用）…5切れ
大葉…2枚
穂ジソ…適宜
紅タデ…適宜

作り方

❶ 器にタイの刺身、ツマを盛り付ける。
❷ ①のタイに浜納豆を1粒ずつのせる。

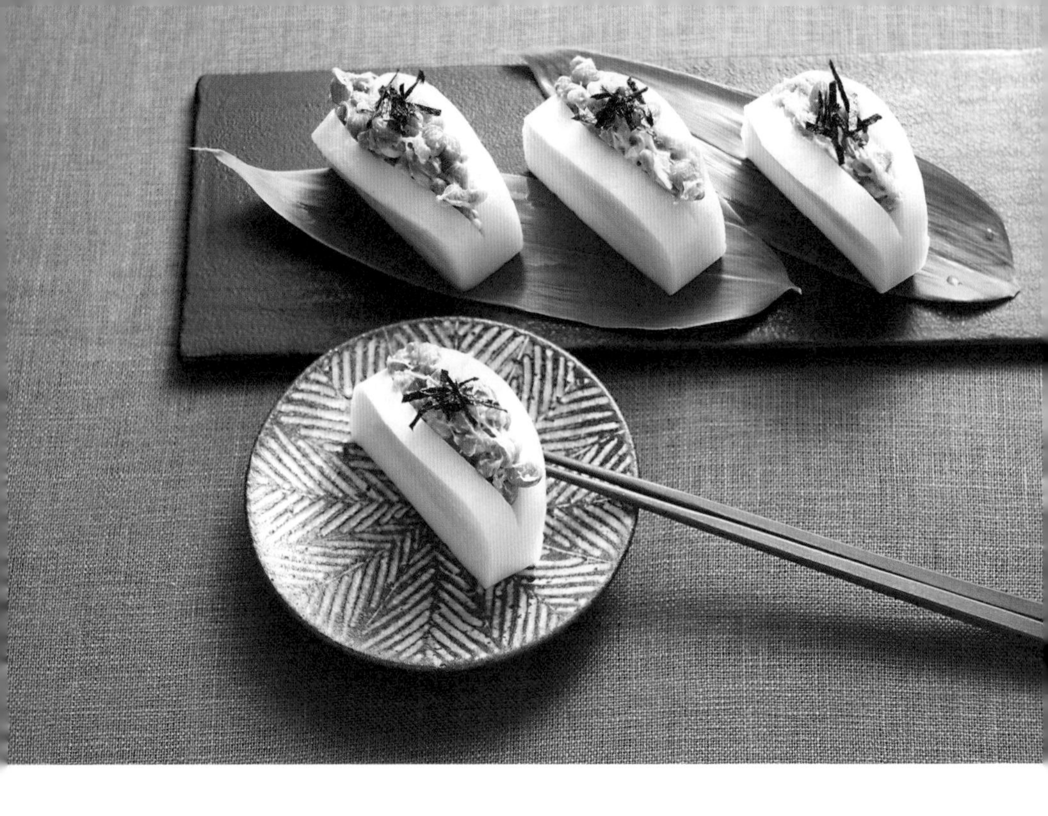

納豆のワサビ漬け和え蒲鉾と

ワサビ漬けと納豆がよく合います。
ご飯のおかずにもおつまみにもピッタリな一品です。

材料（2人分）

納豆…1パック
ワサビ漬け…大さじ1
蒲鉾…4切れ
刻みのり…適宜

作り方

❶ 納豆はボウルに入れ糸を引くまでよく混ぜ、ワサビ漬けを加えてさらに混ぜる。
❷ 蒲鉾は1.5㎝幅に切り、間に切れ目を入れ①を挟む。
❸ ②に刻みのりを飾る。

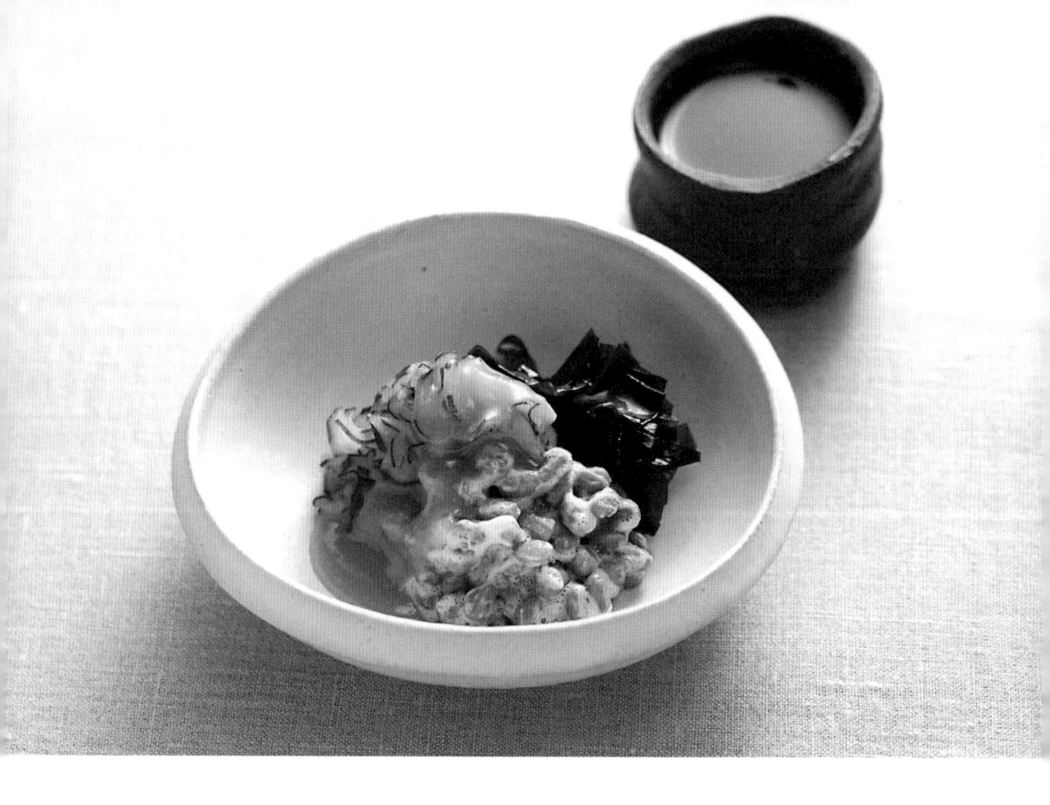

納豆の酢味噌和え

いつもの酢味噌和えに納豆を加えボリュームを出しました。
消化促進、免疫力強化が期待できます。

材料（2人分）

納豆…1パック
ワカメ…20g
キュウリ…1本
塩…小さじ1／2
・酢味噌
味噌…大さじ2
酢…大さじ1
砂糖…大さじ1

作り方

❶ 納豆はボウルに入れ糸を引くまでよく混ぜる。
❷ キュウリは洗って塩をまぶしまな板の上で板ずりをする。サッと洗い薄切りにし塩をふり、しんなりしたら水気を絞る。
❸ ワカメは水につけて戻し熱湯にくぐらせて冷水にとり、水気をきって食べやすい大きさに切る。
❹ 器に①、②、③を盛り酢味噌をかける。

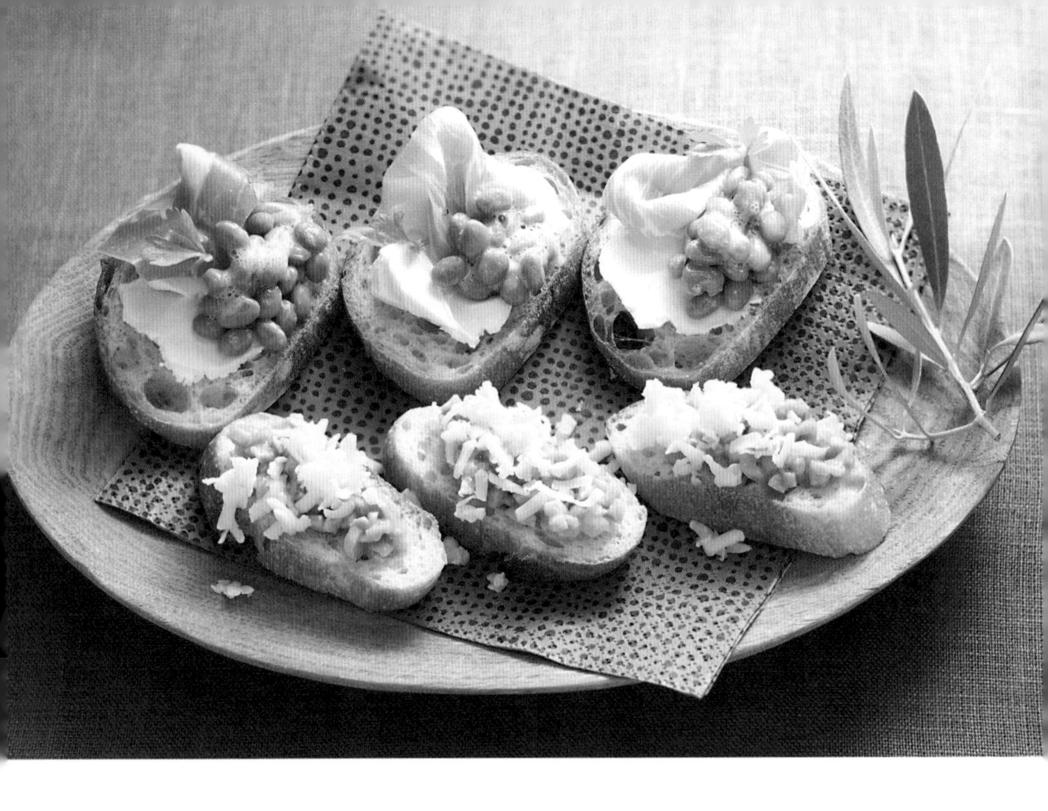

納豆とチーズ2種のカナッペ

納豆とチーズの相性は抜群!
2種類の味と食感、香りのバランスを楽しめます。

クリームチーズと生ハム

材料(作りやすい分量)

納豆…1/2パック
タレ…1/2袋
クリームチーズ…適量
生ハム…3枚
バケット(米粉)…3切れ
イタリアンパセリ…適宜

作り方

❶ 納豆はボウルに入れ糸を引くまでよく混ぜ、タレを加え混ぜる。
❷ バケットにクリームチーズを塗り生ハムをのせ、①の納豆をのせイタリアンパセリを飾る。

ゴーダチーズ

材料(作りやすい分量)

ひきわり納豆…1/2パック
タレ…1/2袋
ゴーダチーズ…適量
バケット(米粉)…3切れ
バター…適宜

作り方

❶ 納豆はボウルに入れ糸を引くまでよく混ぜ、タレを加え混ぜる。
❷ バケットを軽く温め薄くバターを塗り①の納豆をのせ、ゴーダチーズをおろし金ですりのせる。

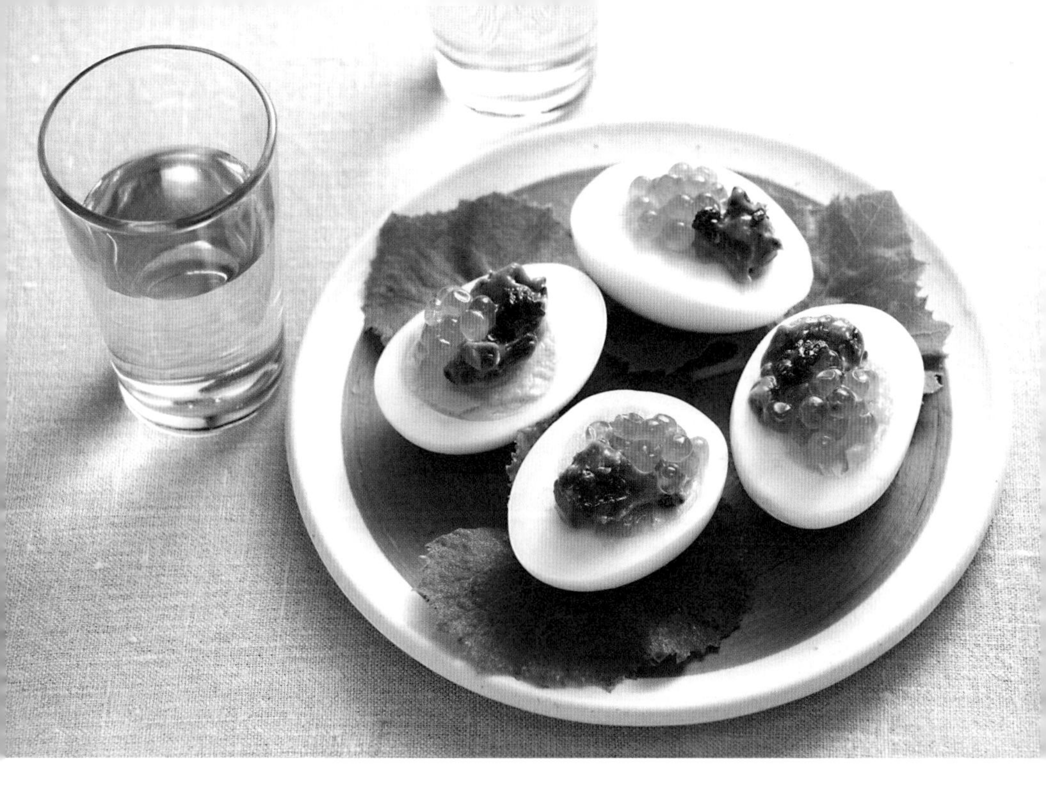

半熟卵とイクラの浜納豆クリームがけ

浜納豆をいつもの調味料に置きかえるだけ。
一味違った楽しみ方ができるうえ、カラダも喜びます。

材料（2人分）

浜納豆…10粒
生クリーム…大さじ1
卵…2個
イクラ…適量

作り方

❶ 浜納豆を小さめのボウルに入れスプーンでつぶし、生クリームを加え練り合わせる。
❷ 鍋に湯を沸かし、静かに卵を入れ6分半〜7分（半熟卵）茹で冷水に入れて冷やし殻をむき半分に切る。
❸ ②の茹で卵に①とイクラをのせる。

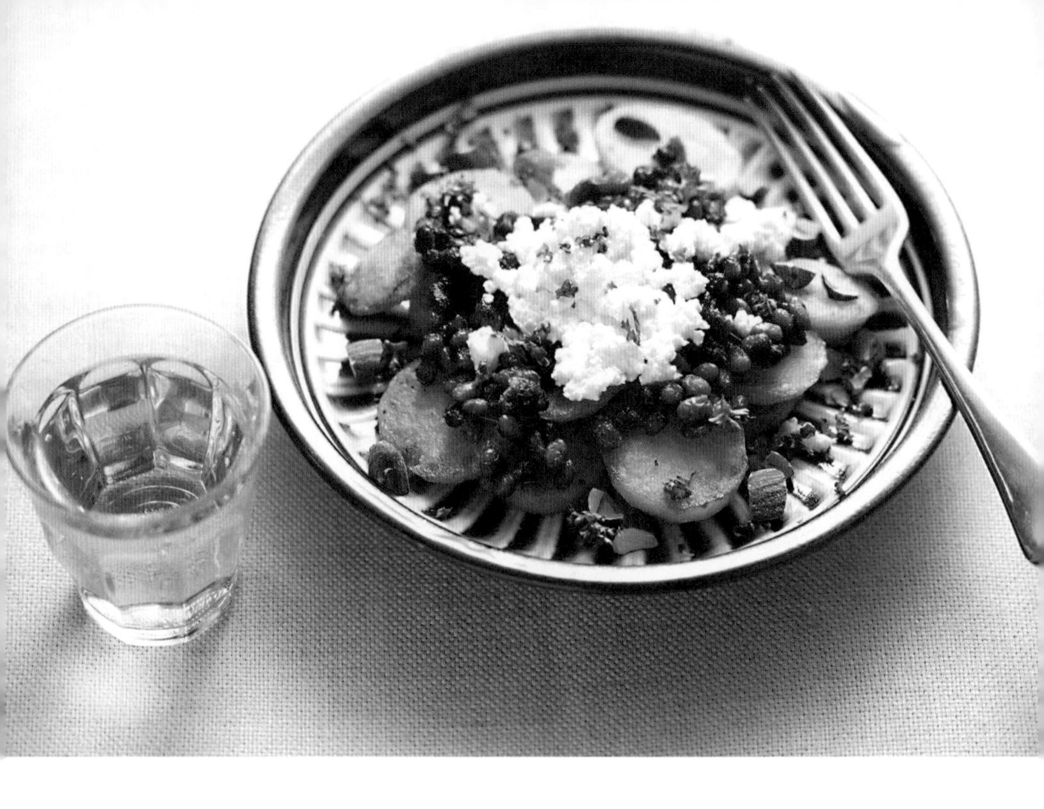

ベイクド納豆ポテト

香ばしく焼いた納豆とアーモンドがよく合います。
カテージチーズでさわやかさをプラスしました。

材料（2人分）

納豆…1パック
ジャガイモ…2個
カテージチーズ…大さじ2
アーモンド…5粒
パセリ…少々
オリーブ油…大さじ2
塩…小さじ1／4

作り方

❶ ジャガイモは皮をむき、5mm幅の輪切りにし水にさらす。パセリは細かくちぎり、アーモンドは粗く砕く。

❷ フライパンにオリーブ油を入れ全体になじませジャガイモを入れ、塩をふり蓋をして途中返しながらこんがり焼く。空いたスペースに納豆を1か所にかためて入れ、納豆も焦げ目がつくようこんがり焼く。

❸ ②のジャガイモを皿に盛り納豆をのせ、①のアーモンド、パセリ、カテージチーズを散らし軽く塩をふる。

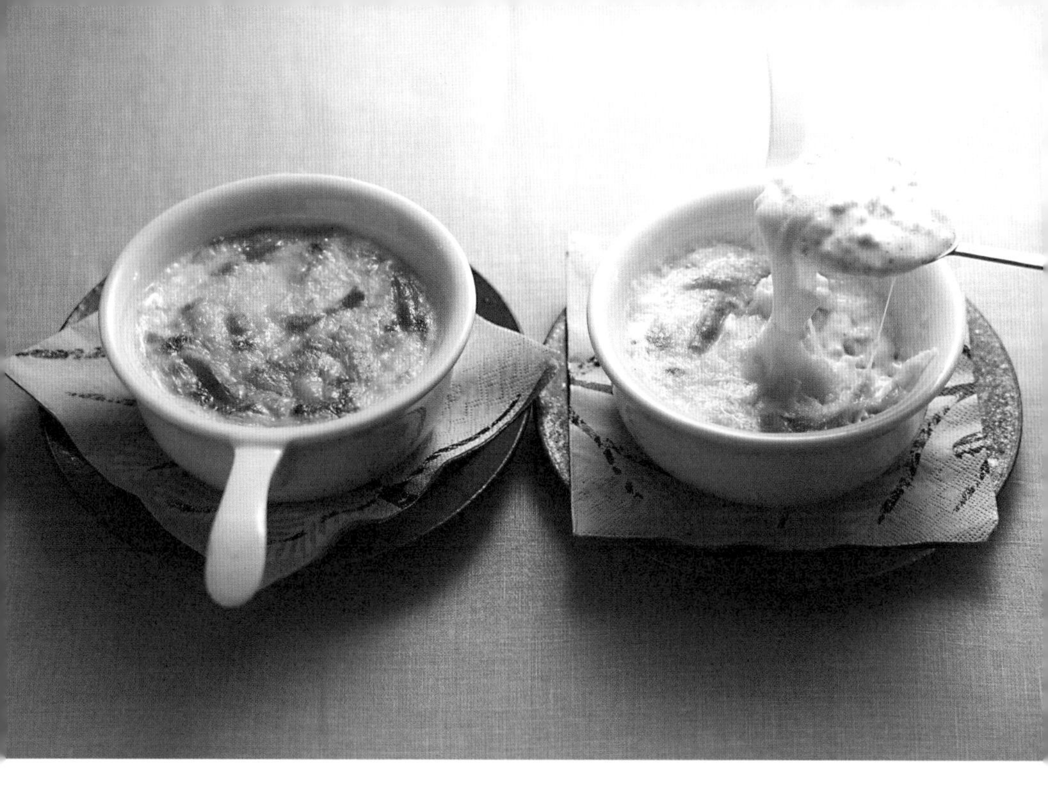

納豆グラタン

ひきわり納豆が濃厚なホワイトソースにも、
具にもなるお手軽グラタンです。前菜やおつまみにピッタリ。

材料（2人分）

ひきわり納豆…1パック
生クリーム…100cc
塩、コショウ…各少々
ピザ用チーズ…30g

作り方

❶ ひきわり納豆はボウルに入れ糸を引くまでよく混ぜ、生クリームを加え混ぜ、塩、コショウで味を調える。

❷ ココット皿に①を分け入れピザ用チーズを散らす。

❸ トースターに入れ約8～9分、焼き目がつくまで焼く。

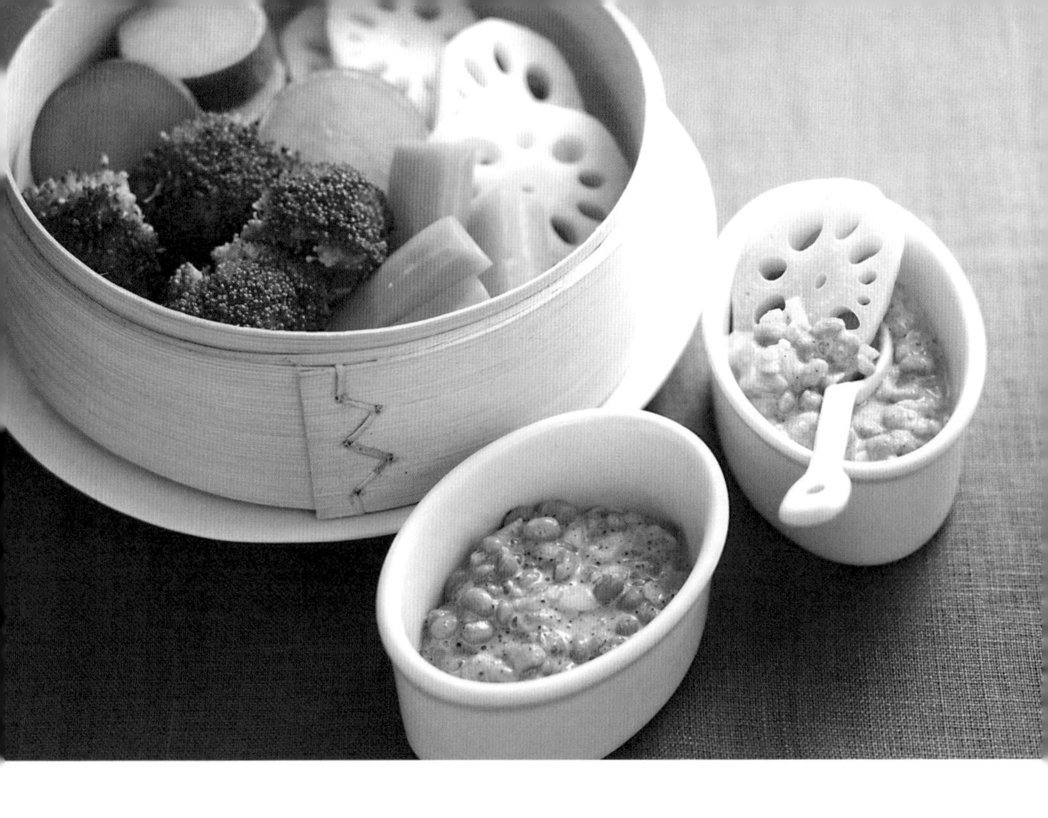

納豆ヨーグルトデップ
チリ味、カレー味の2種

2種類のディップで、味と食感、香りのバランスをサラダ感覚でいただけます

材料（2人分）

納豆…2パック
ヨーグルト…大さじ4
タマネギ…大さじ2
レモン汁…小さじ1
塩…少々
チリパウダー
…小さじ1／4
カレーパウダー
…小さじ1／4
・野菜
ブロッコリー…4房
サツマイモ…4切れ
レンコン…4切れ
ニンジン…4切れ

作り方

❶ 納豆はボウルに入れ糸を引くまでよく混ぜ、ヨーグルトを加え混ぜ、さらにみじん切りしたタマネギ、レモン汁、塩を加えて混ぜる。

❷ 器を2つ用意し①をそれぞれに半分ずつ入れ、一方にチリパウダーを、もう一方にカレーパウダーを入れて混ぜる。

❸ ブロッコリーは小房に分け、サツマイモ、レンコン、ニンジンは食べやすい大きさに切り蒸し器で蒸す。

❹ 器に③を盛り②のデップを添える。

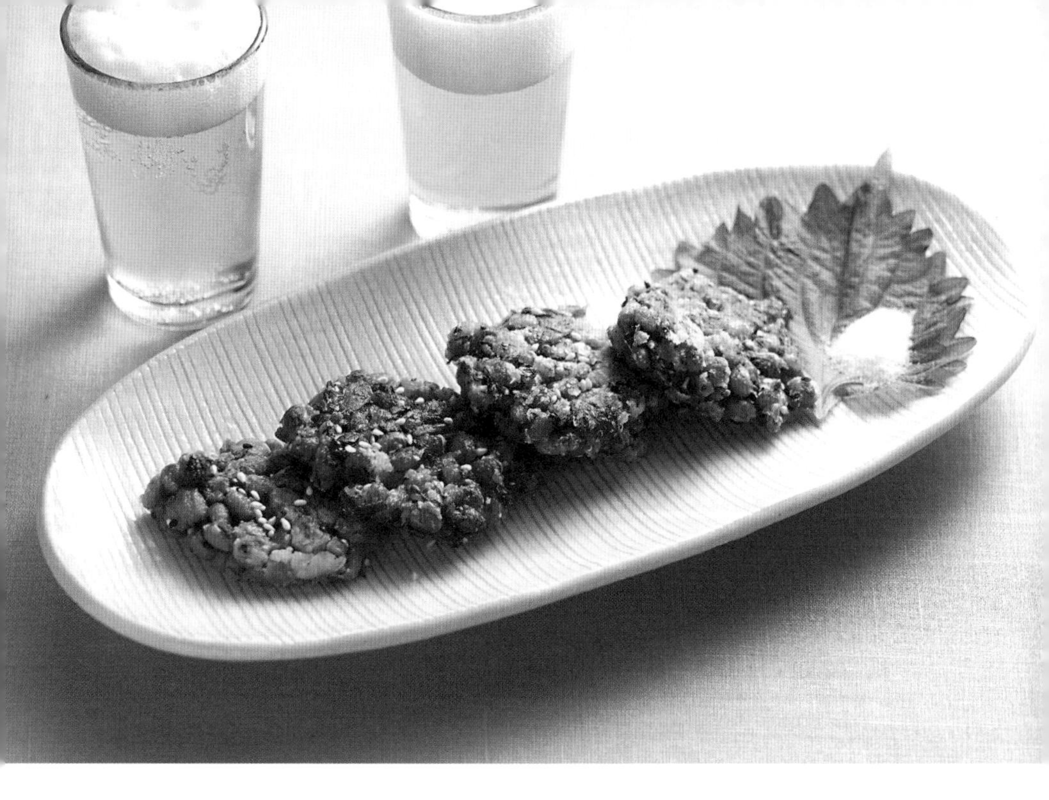

高菜と納豆のおやき

βカロテン、ビタミンC摂取で、
生活習慣病の予防を！

材料（1人分）

納豆…1パック
高菜漬け…20g
白ゴマ…適宜
片栗粉…大さじ2
ゴマ油…大さじ1
塩…適量
大葉…1枚

作り方

❶ 納豆はボウルに入れ糸を引くまでよく混ぜ、高菜漬け、片栗粉を加え軽く混ぜる。
❷ フライパンにゴマ油を熱し、①をスプーンですくってフライパンに落とし入れこんがり両面焼く。
❸ 白ゴマを散らし、大葉に塩を添える

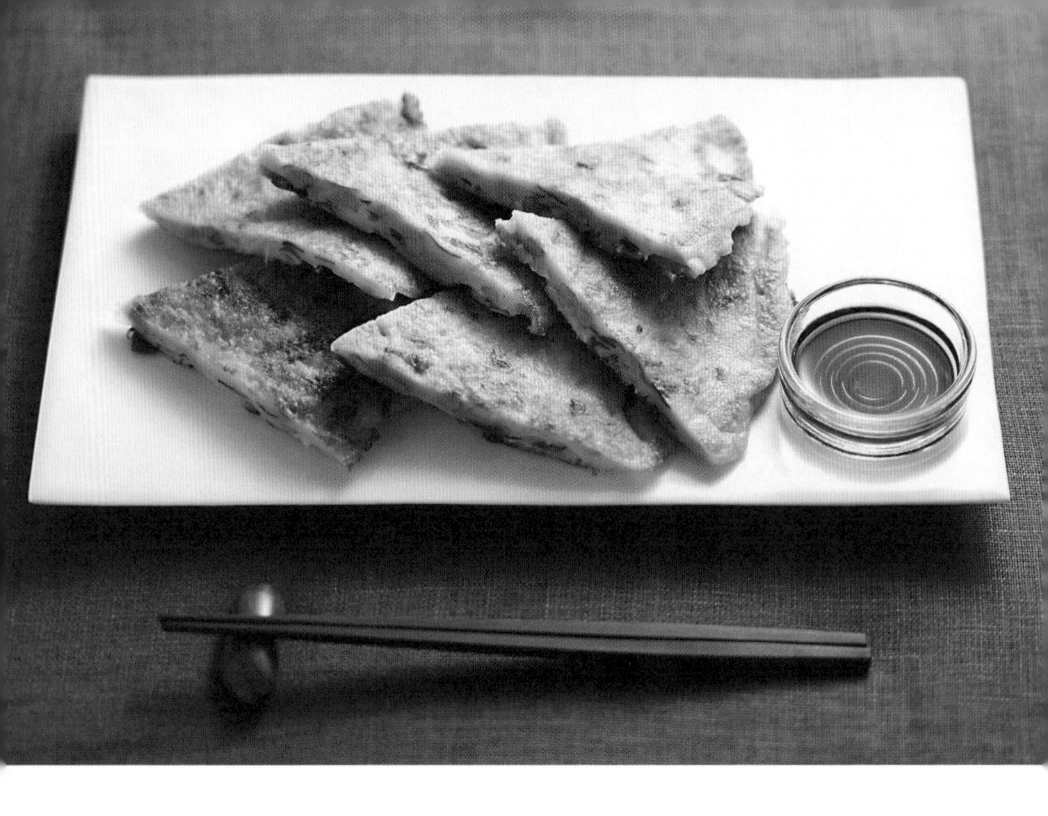

納豆ヒラヤチー

米粉と片栗粉でつくる
ヘルシーな沖縄の家庭料理です。

材料（2人分）

納豆…1パック
ツナ缶詰…1缶
ニラ…1／4束
長ネギ…10cm
卵…1個
米粉…100g
片栗粉…大さじ2
カツオ出汁…80cc
塩、コショウ…各少々
こめ油…少々
ポン酢…適量

作り方

❶ ニラは3cm長さに、長ネギは斜め薄切りにする。
❷ 大きめのボウルに卵、出汁、米粉、片栗粉、塩、コショウを入れて混ぜ、納豆、ニラ、長ネギ、ツナを加えて混ぜる。
❸ フライパンに油を薄く塗り、②の半分を流し入れ両面にこんがりと焼き色がつくまで焼く。2枚目も同様に焼く。
❹ ③を切り分けて皿に盛りポン酢を添える。

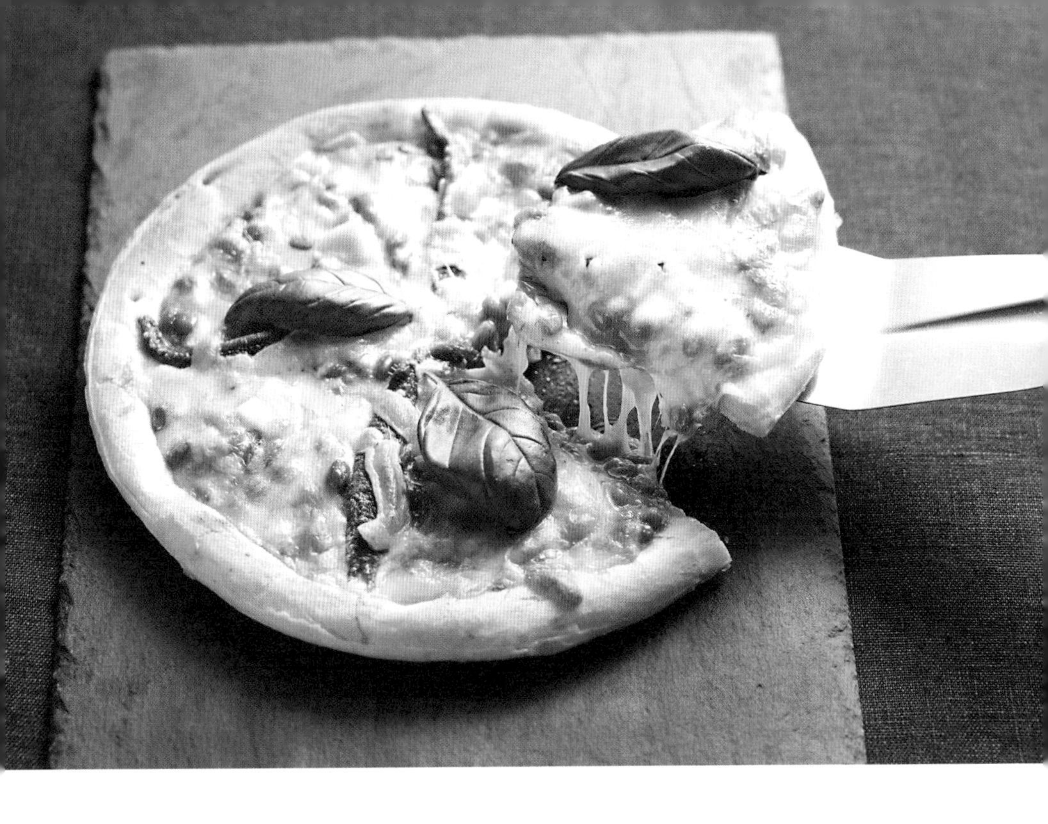

納豆ピザ

納豆とチーズ、アンチョビがよく合います。
おやつにも、おつまみにも！

材料（2人分）（市販Mサイズ）

納豆…2パック
アンチョビ…4切れ
ニンニク…1かけ
バジル…適量
ピザ用チーズ…適量
オリーブ油…小さじ1
ピザ生地（グルテンフリー）…1枚

作り方

❶ ボウルに納豆を入れよく混ぜ、タレ、ピザ用チーズの半量を加え混ぜる。
❷ ニンニクは半分に切って薄切りにする。
❸ ピザ生地にオリーブ油を塗り、ニンニクを全体に散らし①の納豆ソースを全体に広げ入れる。
❹ ③にピザ用チーズを全体にのせ230℃に温めたオーブンで約10分、チーズがこんがり溶けるまで焼く。
❺ 皿に④を盛りバジルをのせ切り分ける。

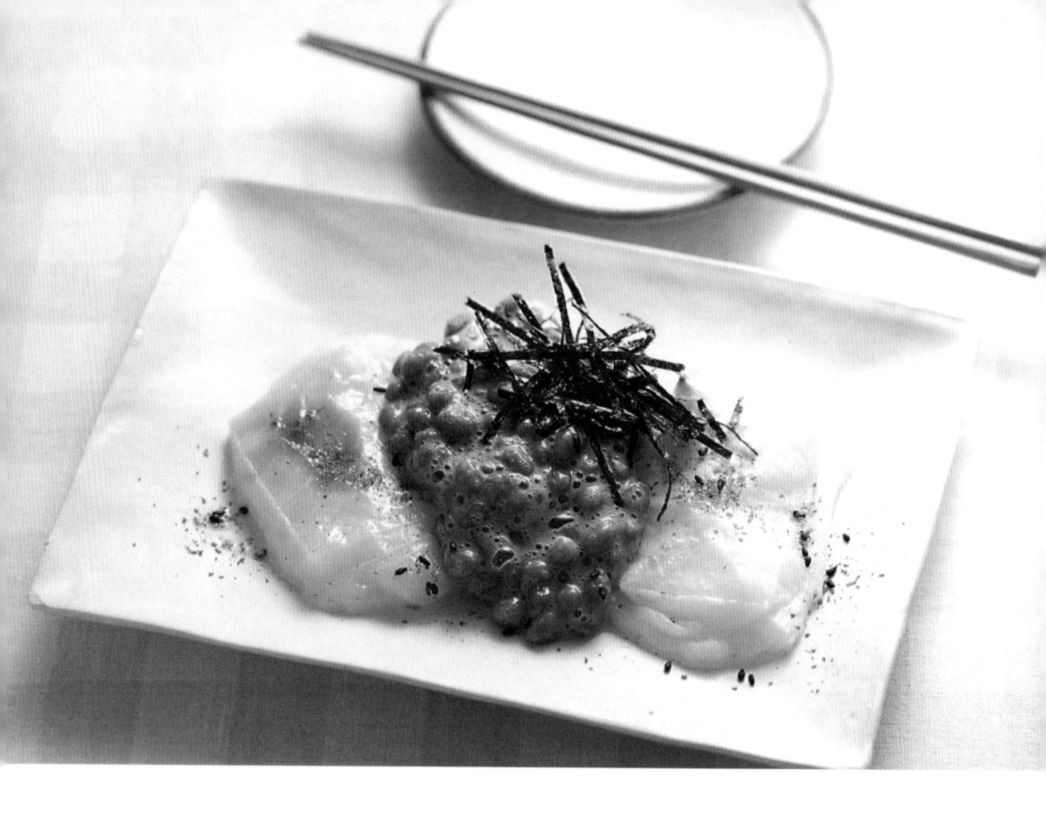

甘辛納豆餅

手軽で栄養価も高く、おやつにも、おつまみにもなる一品です。

材料（1人分）

納豆…1パック
タレ…1袋
餅…3個
砂糖…小さじ1
刻みのり…適量
七味唐辛子…適宜

作り方

❶ トースターで5～6分ほど餅を焼く。
❷ 納豆はボウルに入れ糸を引くまでよく混ぜ、タレ、砂糖を加え混ぜる。
❸ 鍋に湯を沸かし①の焼けた餅をさっとくぐらせる。
❹ 器に③を盛り②の納豆をかけ刻みのりを散らし七味唐辛子をふる。

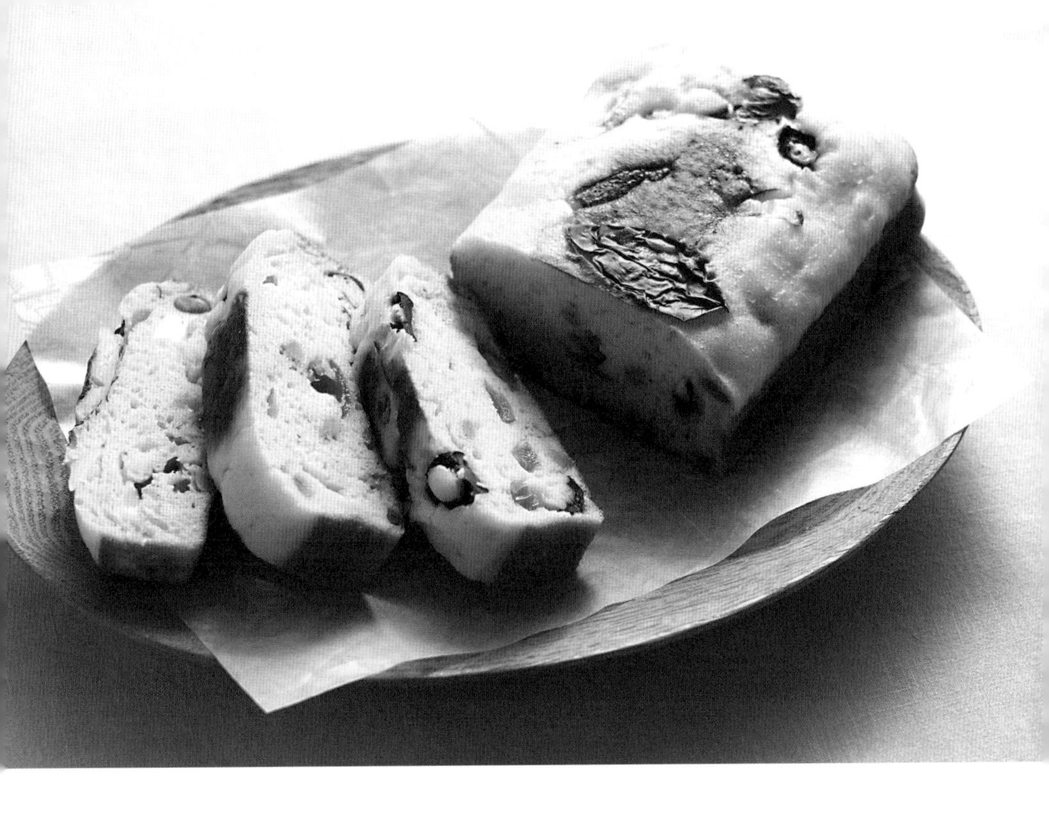

納豆ケークサレ

納豆が苦手な人でも大丈夫！
好みの野菜を加えた塩ケーキです。

材料（2～3人分）
（9×18cmの型）

納豆…1パック
ホットケーキミックス（グリテンフリー）…100g
塩…小さじ1／4
卵…1個
牛乳…70cc
プチトマト…3個
バジル…4枚
プロセスチーズ…20g
ブラックオリーブ…適量

作り方

❶ 納豆を大きめのボウルに入れ糸を引くまでよく混ぜ、卵を割り入れ牛乳、塩を加え混ぜる。

❷ プチトマトは4等分に、プロセスチーズは8mm角に切る。ブラックオリーブは種を取りのぞき輪切りにする。

❸ ホットケーキミックスを①に加え混ぜ、トマト、バジル、チーズ、ブラックオリーブを加え入れざっくり混ぜる。

❹ 型にクッキングシートを敷き③を流し入れ180℃に温めたオーブンで30分ほど焼く。

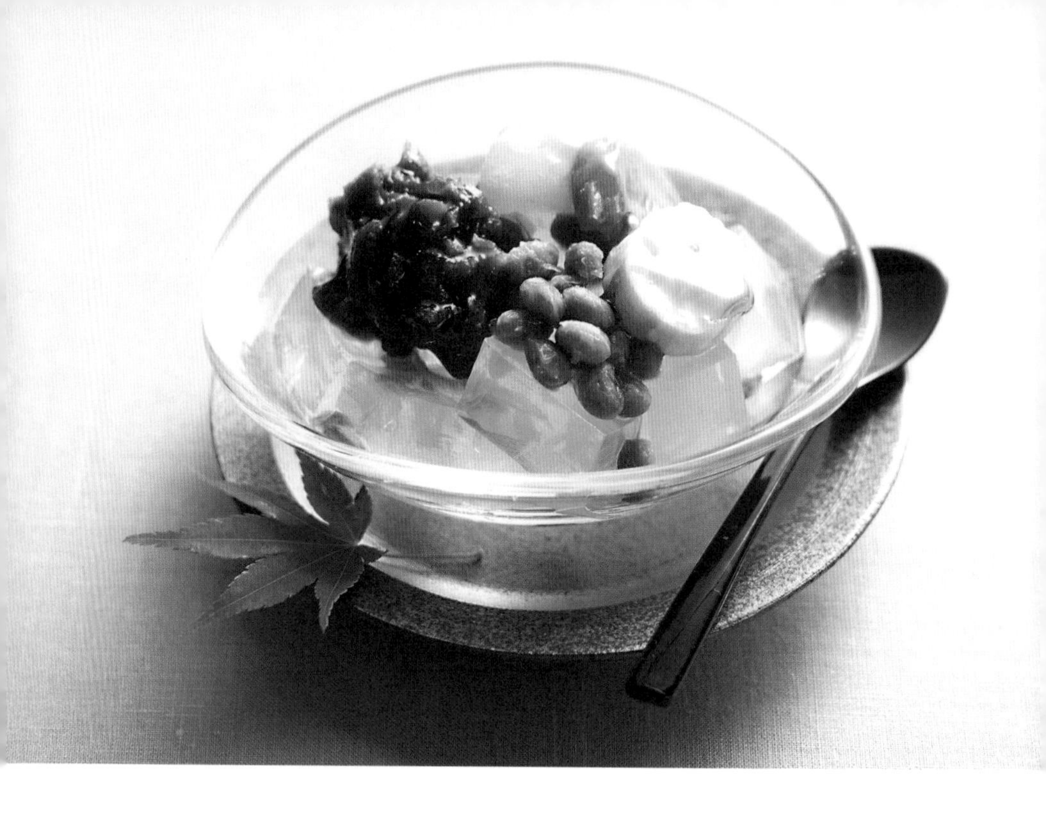

あんみつ納豆

干し納豆を使った
栄養価の高いヘルシーデザートです。

材料（2人分）

干し納豆…大さじ1
寒天粉…4g
水…400cc
バナナ…2切れ
アンズ…2切れ
あんこ…適量
求肥…適宜
黒蜜…適量

作り方

❶ 干し納豆は少量のぬるま湯に1時間ほど浸し戻す。

❷ 鍋に水400ccを入れ寒天粉を加えてよく溶かし火にかけかき混ぜながら沸騰させ、火を弱めて2～3分煮る。型に流し入れ冷蔵庫で冷やし固める。

❸ ②を四角く切り器に盛り、水気をきった①の干し納豆、あんこ、フルーツ、求肥をのせ黒蜜をかける。

干納豆

干納豆は糸引き納豆を乾燥させたもの。干すことにより納豆の旨味や栄養が凝縮され、糸引き納豆とはまた違った味わいを楽しむことができる。

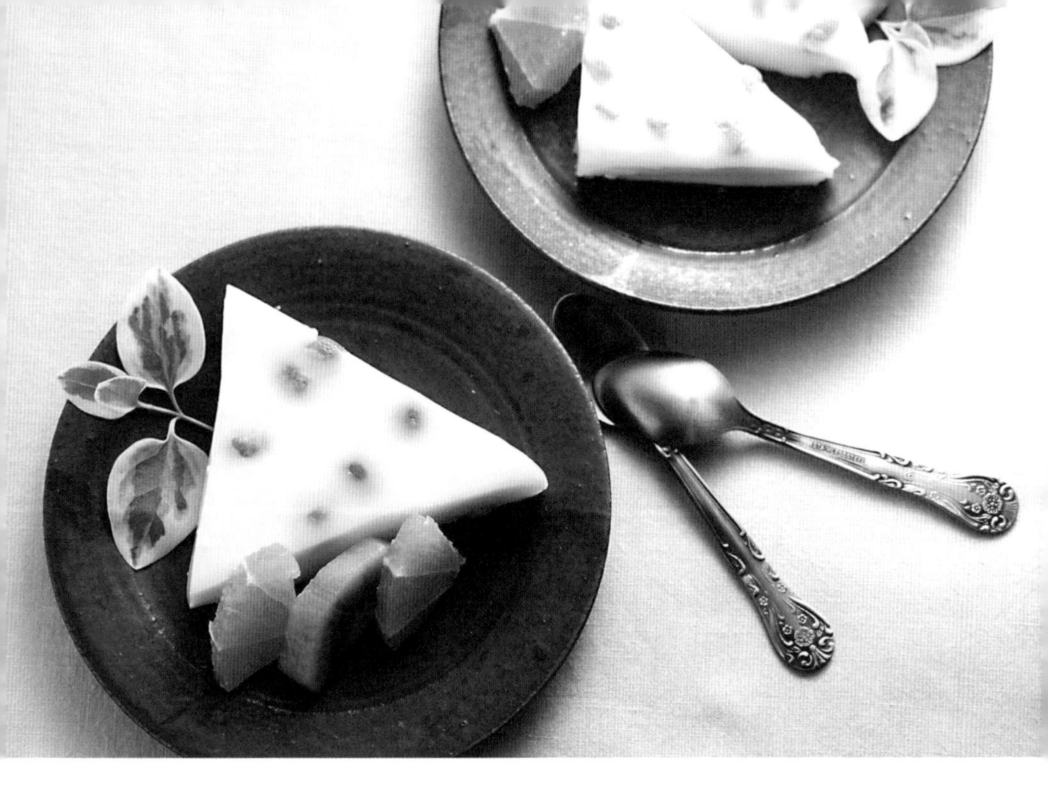

納豆ココナッツミルクゼリー

納豆が苦手な人でも大丈夫。
お好みのフルーツとともにいただきます。

材料（4人分）

干し納豆…大さじ1
ココナッツコルク…150cc
牛乳…250cc
ゼラチン…10g
熱湯…100cc
砂糖…大さじ3～4
キウイ、オレンジ…各適宜

作り方

❶ 干し納豆は小量のぬるま湯に浸し柔らかくする。
❷ 計量器に熱湯を入れゼラチンを加えよく混ぜる。
❸ 小鍋に牛乳、ココナッツミルクを入れて火にかけ沸騰する直前で火を止め、②のゼラチン、砂糖を加え混ぜる。
❹ ③を型に流し入れ①の水気をきった干し納豆を均等に散らし入れ冷蔵庫で冷やし固める。
❺ ④を型から抜いて切り分け器に盛りフルーツを添える。

甘酒納豆カステラ　たこ焼き器で

甘酒に納豆をプラス。
たこ焼き器で楽しく作れるスイーツです。

材料（約18個分）

ひきわり納豆…1パック

バナナ…1本

米粉…80g

（薄力粉…100g）

ベーキングパウダー…小さじ1／2

卵…1個

牛乳または豆乳…80cc

甘酒…大さじ2

てんさい糖…大さじ1

粉糖…適宜

作り方

❶ ボウルに卵を溶きほぐし、牛乳、甘酒、てんさい糖を加えて泡立て器でよく混ぜる。

❷ バナナは5mm幅に切る。

❸ 米粉とベーキングパウダーを合わせ混ぜ、①に加えさっくり混ぜる。

❹ たこ焼きプレートを中温に熱し、③の生地をプレートの穴にスプーンで8分目まで入れる。

❺ 生地のまわりが固まってきたら流した穴の半分にひきわり納豆を入れ、もう半分にバナナを1切れずつ入れて焼く。

❻ 中心が固まりだしてまわりに焼き色がついたら、竹串でバナナの生地のほうを納豆の生地の上に合わせのせ、回転させながらボール状に焼き上げる。

❼ 焼きあがったら粉糖をふる。

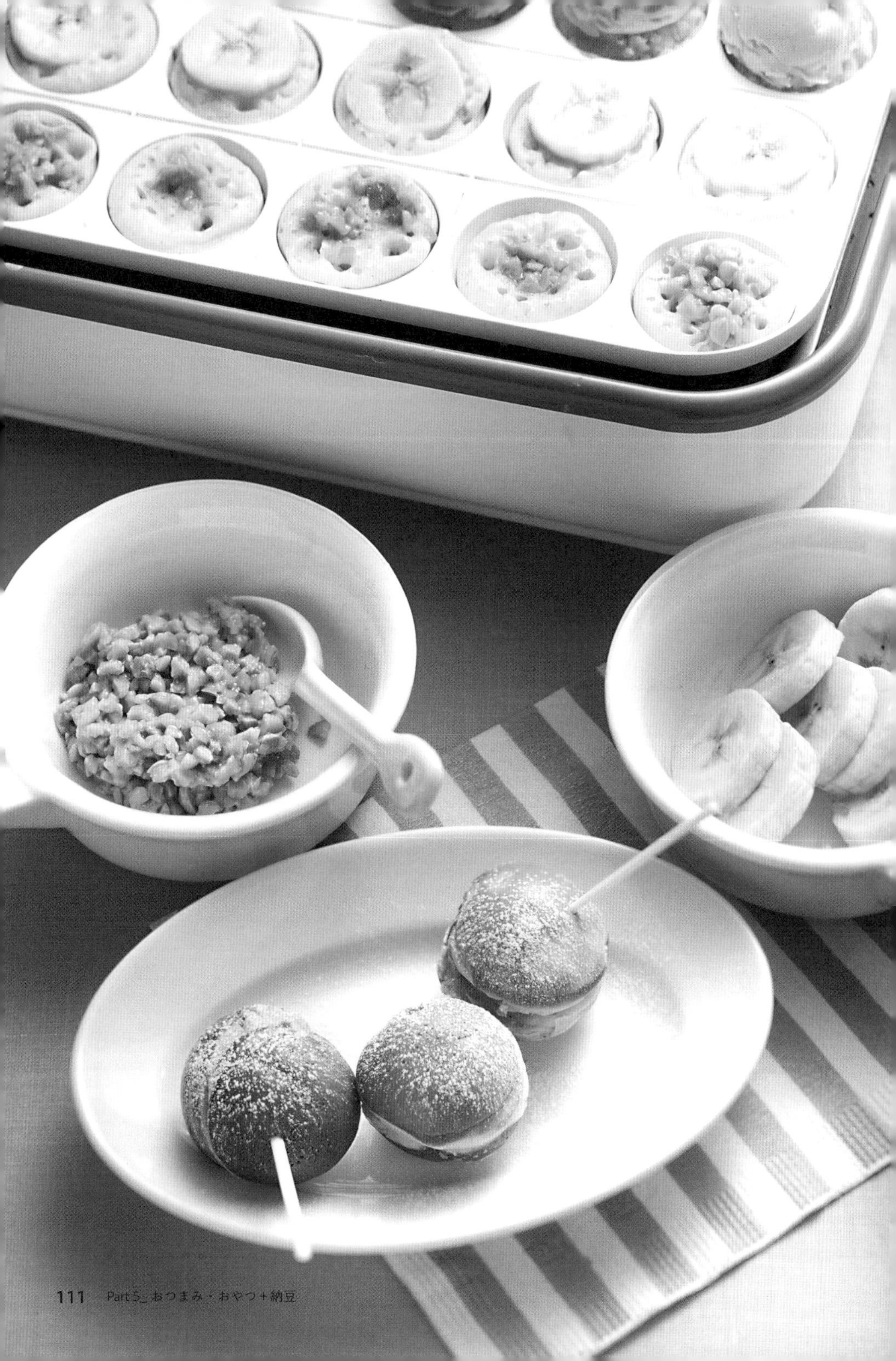

制作スタッフ

［装丁・デザイン］ 木村由紀（MdN Design）
［DTP］ 松川直也
［ライター］ コバヤシヒロミ
［フードスタイリスト］ 綾部恵美子
［撮影］ 永山昌克
［協力］ お茶の水健康長寿クリニック
https://ohclinic.jp
白澤抗加齢医学研究所株式会社
https://shirasawa-acl.net
［監修］ 白澤卓二
［編集長］ 山口康夫
［企画・編集］ 石川加奈子

免疫力UPの
すごい納豆レシピ

2020年10月1日　初版第1刷発行

［著者］ 葛恵子
［発行人］ 山口康夫
［発行］ 株式会社エムディエヌコーポレーション
〒101-0051　東京都千代田区神田神保町一丁目105番地
https://books.MdN.co.jp/
［発売］ 株式会社インプレス
〒101-0051　東京都千代田区神田神保町一丁目105番地
［印刷・製本］ シナノ書籍印刷株式会社

Printed in Japan

カスタマーセンター
造本には万全を期しておりますが、万一、落丁・乱丁などがございましたら、送料小社負担にてお取り替えいたします。お手数ですが、カスタマーセンターまでご返送ください。

落丁・乱丁本などのご返送先
〒101-0051　東京都千代田区神田神保町一丁目105番地
株式会社エムディエヌコーポレーション　カスタマーセンター
TEL：03-4334-2915

内容に関するお問い合わせ先　info@MdN.co.jp

書店・販売店のご注文受付
株式会社インプレス　受注センター　TEL：048-449-8040／FAX：048-449-8041

ISBN978-4-295-20018-5　C0077